爱心帖

专家提示

患了贫血后，要及时就医，医生会根据病史、体格检查和化验的结果，作出正确诊断。

治疗贫血的重要原则是：除去引起贫血的原因，治疗原发疾病。在诊断明确之前，切忌乱用所谓的“补血药”，这样会增加诊断的困难，延误病情。

贫血病人应遵照医嘱，坚持、按时用药，增强信心，积极治疗，争取早日康复。

然而，许多贫血是可以预防的。平日要进食营养丰富的食物，纠正偏食、调食；加强妇幼保健；避免接触化学毒物与放射线；积极治疗慢性疾病和失血。

《专家诊治贫血》

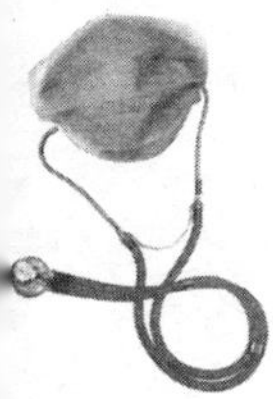

挂号费丛书 **升级版**

姓名		性别		年龄		就诊卡号	

专家诊治

贫血

科别	血液科	日期		费别	

胡允平 主编

升级版

附爱心帖

药价	

上海科学技术文献出版社

图书在版编目（CIP）数据

专家诊治贫血 / 胡允平主编．—上海：上海科学技术文献出版社，2012.3
ISBN 978-7-5439-5185-3

Ⅰ．①专… Ⅱ．①胡… Ⅲ．①贫血—诊疗 Ⅳ．① R556

中国版本图书馆 CIP 数据核字（2011）279420 号

责任编辑：胡德仁
美术编辑：徐　利

专家诊治贫血
胡允平　主编
*
上海科学技术文献出版社出版发行
（上海市长乐路 746 号　邮政编码 200040）
全国新华书店经销
常熟市人民印刷厂印刷
*
开本850X1168　1/32　印张6.875　字数154 000
2012年3月第1版　2013年5月第2次印刷
ISBN 978-7-5439-5185-3
定价：15.00元
http://www.sstlp.com

专 家 诊 治 贫 血

主编　胡允平

作者　(以姓氏笔画为序)

王振荣　仇霞芬　冷志勤

沙颖豪　张洪娣　易　克

胡允文　胡允平

总序

随着人们物质文化生活水平的提高，一旦生了病，就不再满足于“看病拿药”了。病人希望了解自己的病是怎么得的？怎么诊断？怎么治疗？怎么预防？当然这也和疾病谱的变化有关。过去，患了大叶性肺炎，打几针青霉素，病就好了。患了夜盲症，吃些鱼肝油丸，也就没事了。至于怎么诊断、治疗，怎么预防，人们并不十分关心。因为病好了，没事了，事过境迁，还管它干嘛呢？可是现代的病不同了，许多的病需要长期治疗，有的甚至需要终生治疗。许多病不只需要打针服药，还需饮食治疗、心理调适。这样，人们自然就需要了解这些疾病的相关知识了。

到哪里去了解？当然应该问医生。可是医生太忙，有时一个上午要看四五十位病人，每看一位病人也就那么五六分钟，哪有时间去和病人充分交谈。病人有困惑而不解，自然对医疗服务不满意，甚至对医嘱的顺从性就差，事实上便影响了疗效。

病人及其家属有了解疾病如何防治的需求，而门诊的医生爱莫能助。这个矛盾如何解决？于是提倡普及医学科学知识，报刊、杂志、广播、电视都常有些介绍，对一般群众增加些防病、治病的知识，当然甚好，但对于患了某病的病人或病人的家属而言，就显得不够了，因为他们有很多很多的问题要问。把与某一疾病相关的知识汇集成册，是一个

总序

好主意，病人或家属一册在手，犹如请来了一位家庭医生，随时可以请教。

上海科学技术文献出版社有鉴于此，新出一套“挂号费丛书”。每册之售价约为市级医院普通门诊之挂号费，故以名之。“挂号费丛书”尽选常见病、多发病，聘请相关专家编写该病的来龙去脉、诊断、治疗、护理、预防……凡病人或家属可能之疑问，悉数详尽解述。每册10余万字，包括数百条目，或以问诊方式，一问一答，十分明确；或分章节段落，一事一叙一目了然。而且作者皆是各科专家，病人或家属所需了解之事他们自然十分清楚，所以选题撰稿，必定切合需要。而出版社方面则亦在字体、版式上努力，使之更能适应各阶层、各年龄之读者需要。

所谓珠联璧合，从内容到形式，“挂号费丛书”确有独到之处。我相信病人或家属读了必能释疑解惑，健康的人读了也必有助于防病强身。故在丛书即将出版之时，缀数语于卷首，或谓之序，其实即是叙述我对此丛书之认识，供读者参考而已。不过相信诸位读后，必谓我之所言不谬。

复旦大学附属中山医院内科学教授
上海市科普作家协会理事长
杨秉辉

序

随着人们物质文化生活水平的提高，自然迫切需要了解各种常见疾病的相关知识。例如对贫血，人们希望了解贫血包括哪些种类，各种贫血的发病原因、临床表现以及如何治疗、如何预防等。

贫血受到人们的重视，是因为贫血是一种症状，不是具体的疾病，各种疾病都可伴有贫血。贫血的患病率较高，尤其在儿童和妊娠期、月经期以及老年人中患病率更高，所以贫血是临床医学中的一个重要问题。

在社会全面进步、科学日益普及的今日，人们对医学知识的需求也越发强烈。在《专家诊治贫血》这本医学科普读物中，对病人和家属想要了解的有关贫血的常见原因、症状、治疗、预防等以问答方式，分章节分段落逐一作详细解答，在选题、内容上切合了读者的需要。出版社在版式上精益求精，使之更能适应各阶层、各年龄层次读者的阅读习惯。《专家诊治贫血》这本书所包括的贫血相关知识，相信病人或家属读了后必能释疑解惑。撰写本书的作者均是来自临床第一线、有丰富临床知识的医生，主编胡允平教授是一位颇有造诣的血液病学专家，不仅具有丰富的理论知识和临床经验，也有着丰富的著书和编纂经验。因此出版这本医学科普书，我认为对广大读者是适合的。如果广大读者读后有所获益，那就是我们所做努力的最大欣慰。

华东医院　潘祖玉

前　言

贫血是临床上常见的症状，许多疾病都可伴有贫血，极大地影响人民群众的身体健康，给病人带来痛苦。贫血在世界各地都属常见病。据世界卫生组织（WHO）1985年报告，全球约30%的人患贫血，其中至少半数为缺铁性贫血（5～6亿）。北京协和医院于1986～1990年对河北、陕西、广东三省1 851名7岁以下儿童调查后发现，缺铁及缺铁性贫血的发生率分别为49%和15.3%。近几年来医学科学迅速发展，对贫血的研究和临床也取得很大的进步。但仍有一些人对贫血本质认识不足，延误了诊断与治疗。我们编写了《专家诊治贫血》这本科普读物，以指导贫血病人能进一步了解、掌握贫血的有关知识，配合医生及早治疗。

本书以问答方式，深入浅出、简明扼要地介绍缺铁性贫血、再生障碍性贫血、巨幼细胞性贫血、溶血性贫血、慢性系统性疾病的贫血、骨髓增生异常综合征以及老年人贫血，小儿贫血的常识、病因、症状、诊断、治疗及预防的知识，使病人能了解自己所患的贫血，增强信心，积极治疗，早日康复。本书不但适用于病人和家属，也适用于医学院校学生和基

前言

层医护人员参考。

我们还邀请了安徽医科大学附属医院儿科主任医师、教授胡允文和安徽省立儿童医院主任医师、原院长冷志勤编写了本书的小儿贫血一节，包括小儿生长发育、小儿贫血的特点、防治方法等，内容丰富，深入浅出，通俗易懂。

由于我们的水平有限，书中难免有错误和疏漏之处，敬请读者和医务界同道批评指正。

华东医院　胡允平

目录

患了贫血需进行哪些项目诊断检查

专家诊治贫血

ZHUANJIA ZHENZHI PINXUE

目录

目录

目录

贫血病人应掌握哪些基础医学知识

目录

医生对贫血病人会进行哪些诊断治疗

经医生诊断治疗后病人应怎样进行康复

患了贫血主要有哪些症状

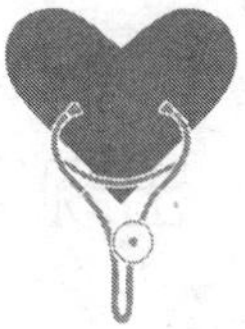

姓名 Name ____________ 性别 Sex ______ 年龄 Age ________

住址 Address ____________________________________

电话 Tel ____________________________________

住院号 Hospitalization Number ____________________________

X 线号 X-ray Number ____________________________________

CT 或 MRI 号 CT or MRI Number ____________________________

药物过敏史 History of Drug Allergy ____________________________

哪些原因会诱发缺铁性贫血

引发缺铁性贫血症状的原因包括：a. 原发基础疾病。b. 贫血本身引起症状。c. 组织中含铁酶和铁依赖酶活性降低引起细胞功能紊乱。

缺铁性贫血病人会出现哪些非特异性症状

统计数据表明，缺铁性贫血病人首次就诊时血红蛋白水平大多在70～80克/升。早期缺铁性贫血常无症状或有一些非特异性症状，如容易疲劳、乏力，常常被忽略。中度贫血病人表现为心动过速、心脏输出量增多等。病人感觉心悸，心脏听诊有收缩期杂音。贫血时，由于血氧含量减少、二氧化碳含量增多，反射性地刺激呼吸中枢，发生呼吸急促，稍事活动或情绪激动即有气急。贫血影响消化系统功能和消化酶的分泌，出现食欲不振、恶心、呕吐、腹胀，甚至腹泻。贫血时，肾血管收缩和肾脏缺氧可导致肾功能变化，出现多尿、尿比重降低及血尿素氮增高。贫血严重时可出现蛋白尿、月经失调和性欲减退。这些非特异性症状不一定和贫血程度相平行。

缺铁性贫血会有哪些特殊的临床表现

有些缺铁性贫血病人表现出特殊的神经症状，如容易兴奋、激动、烦躁、头疼等，在儿童中尤其多见，这是与细胞和组织内含铁酶和依赖酶活性降低有关。还可影响小儿生长发育、劳动耐力和细胞免疫功能。

严重缺铁性贫血会有哪些症状

可出现口炎、舌炎、舌乳头萎缩和毛发干枯脱落，指（趾）甲缺乏光泽，变脆而易折，重者指（趾）甲变平，甚至下凹呈钩状（反甲）。还可有吞咽困难或吞咽时有梗塞感，胃炎较为少见。

何谓异食癖

有些缺铁病人有食欲怪癖，称异食癖。有嗜食泥土、煤球、石英、墙泥、生米等怪癖，国外还有报告嗜食浆洗衣服用的玉米粉、冰块等。用铁剂治疗后，这些怪癖症状可以消失。异食癖不但是缺铁的特殊表现之一，且异食癖又可使食物中铁吸收障碍，加重缺铁性贫血。

缺铁性贫血病人会出现哪些体征

皮肤黏膜苍白是贫血最常见和最显著的体征，但皮肤苍白并不一定就是贫血。皮肤颜色与毛细血管的分布、血液的充盈度、色素量的多少、皮下脂肪的厚薄有关。皮肤黏膜苍白可以由血红蛋白减少的贫血引起，也可以由末梢毛细血管痉挛或充盈不足，如寒冷、惊恐、休克或虚脱以及主动脉瓣关闭不全等引起。肤色黝黑的贫血病人可以无明显皮肤苍白。因此单凭皮肤颜色判断有无贫血，常有误差。

口唇的毛细血管十分丰富,健康人口唇红润光泽。当血红蛋白含量减低或毛细血管充盈不足时,口唇即呈苍白。在检查一位病人是否贫血时,一般以观察口唇、指甲及眼睑结膜等的颜色较为可靠。

月经过多是缺铁造成的吗

月经量过多是月经期妇女引起缺铁性贫血最主要原因。在一般饮食情况下,如每个月经周期失血量超过 80 毫升,67%妇女会引起缺铁性贫血。月经过多的一个重要原因是子宫内置节育环。其他妇科疾病,如子宫肌瘤及月经失调引起月经过多也很常见。缺铁性贫血也可导致月经紊乱。月经过多是缺铁原因,也是缺铁的后果。

缺铁性贫血会导致脾肿大吗

大约 10%缺铁性贫血病人有轻度脾肿大,机制不详。铁剂治疗后可缩小,但应注意排除其他疾病引起的脾肿大。

老年人缺铁性贫血有哪些特殊临床表现

老年人患缺铁性贫血时常有面色苍白、乏力、头昏、气短、心跳、腹胀等症状。由于老年人各器官衰退,或合并有心、脑、肝、肾、肺等器官疾病,对贫血耐受力低。即使轻、中度贫血,也可出现明显的症状,尤以头昏普遍,甚至出现精神错乱、淡漠、抑郁、激动、幻觉等,易被误诊为脑血管疾病。有些老年病人表现为气短、胸闷、踝部水肿,易被误诊为心脏病。由于细胞含铁酶减少,老年缺铁性贫血病人易有口角炎、舌炎、口痛、吞咽困难。部分病人可有皮肤干燥、角化、指甲扁平,还可发生萎缩性胃炎。老年人缺铁性贫血大都是继发的,除有贫血本身的症状外,还有原发病的症状,如由胃癌引起的缺铁性贫血会有食欲减退、上腹胀痛、柏油样大便等,应加以注意,并给予治疗。

小儿缺铁性贫血会出现哪些器官功能障碍

铁在人体中大量存在于红细胞和肌肉中,微量存在于与代谢密切相关的多种酶中。含铁酶在新陈代谢的生化反应中起重要作用。含铁酶的缺乏和活性减低能引起人体器官功能的改变。

① 胃肠道:口腔炎、舌炎,出现呕吐腹泻、异食癖(喜欢吃泥土、煤渣、纸和其他非食物的物品)。

② 皮肤干燥、反甲(指甲凹陷)等。

③ 免疫力也比较低下。

④ 血液中血红蛋白的降低造成器官组织缺氧,脏器功能也会受到影响,如心肺功能减低发生气促,心率加快,甚至心力衰竭。

小儿缺铁性贫血会影响智力吗

小儿缺铁会对智力行为产生影响,其中很重要的是对儿童学习能力、行为、智力的影响,可出现在贫血发生之前。

发育早期缺铁更能导致长期持续的行为改变（运动、认知、学习和情绪等），有时不能被后期的补铁治疗完全纠正。研究证明，一些神经递质参与运动、认知、情感等多种行为过程；铁可通过一定的神经通路或酶系统调整大脑神经递质（如多巴胺）。铁缺乏时，体内的含铁酶活性降低，使小儿这种调节功能紊乱，从而神经系统的功能受到影响。表现为行为异常，如疲倦、淡漠、对外界事物不感兴趣、原来活泼的孩子变得少动。上学的孩子注意力不集中、不用心听课、爱做小动作、记忆力下降、学习成绩不断退步。许多学者研究缺铁小儿的智力，发现缺铁小儿的智商低于健康小儿。这些对智力行为的不利影响发生越早，后果越严重，并可延续许多年。用铁剂治疗后，铁缺乏情况纠正，部分小儿可以恢复正常，但也有些长期不能恢复，或不能恢复到本来应该达到的水平。总之预防和早期发现小儿缺铁，早期治疗缺铁性贫血对小儿身心健康至关重要。

再生障碍性贫血临床会有哪些表现

再生障碍性贫血（简称"再障"，以下依次类推）作为骨髓造血衰竭性疾病，其临床表现主要与血细胞降低有关。红细胞、血小板、白细胞的减少程度不同，分别表现出相应的临床症状和体征。

急性再障临床会有哪些表现

急性再障，又称重型再障Ⅰ型，起病急，进展快，病情重。多以出血和感染发热为主要表现。出血部位广泛且严重，如皮肤黏膜、眼底、消化道、泌尿系甚至颅内出血。颅内出血可致死亡。感染部位见于呼吸道、消化道、皮肤软组织等，局部感染病灶可不明显，易发生败血症。贫血发生快速且严重，进行性加剧，出血进而加重贫血。

慢性再障临床会有哪些表现

慢性再障起病缓，进展慢，病情轻重不一。多以贫血为首发及主要表现，以轻、中度贫血为主，因病程长而逐渐耐受。常常表现倦怠无力，劳累后气促、心悸、头昏。出血较轻，以皮肤黏膜出血为主，除妇女易有子宫出血外，很少有内脏出血。感染相对较轻，以反复呼吸道感染多见。少数病人病程后期病情加重，表现类似急性再障，称重型再障Ⅱ型。

再障病人脾脏与淋巴结都会肿大吗

不是。再障病人的脾脏肿大多在数次输血后才出现。发现脾脏肿大或淋巴结肿大时，要怀疑再障诊断的正确性。

纯红细胞再生障碍性贫血（纯红再障）会有哪些临床表现

纯红细胞再生障碍性贫血可分两类：先天性和获得性。

先天性：一般贫血较重，呈中、重度，发病早，90％在1岁以内，约1/3在出生时或出生后1个月内即出现明显贫血，血红蛋白只有20～40克/升。有的患儿伴有其他畸形

（骨骼或心脏、肾脏等），治疗不及时可以很快死亡。

后天获得性：因病毒感染、胸腺瘤、药物、淋巴增殖性疾病或自身免疫性疾病等引起，发病较迟，多在0.5～4岁间，贫血轻重不等，可呈一过性。经过数周或数月可以自发缓解，也可呈慢性经过。

患了巨幼细胞性贫血会出现哪些症状

巨幼细胞性贫血一般起病缓慢，日渐加重，症状有易疲劳、感乏力、头晕、耳鸣、记忆力衰退、稍有活动即气促、颜面无华、皮肤苍白。还可有消化道症状和神经、精神症状。

患了巨幼细胞性贫血会出现哪些消化道症状

巨幼细胞性贫血早期即可出现消化道症状，食欲减退，食后腹胀，大便次数增多，呈糊状，少数病人有便秘，有反复发生的口角炎，舌炎。舌炎发作时，疼痛明显，呈紫红色，舌缘见红色斑块，有时出现血性小疱和溃疡，严重时波及口腔各处。舌苔光剥，舌乳头逐渐消失，舌面光亮。部分病人伴有严重营养不良、低白蛋白血症，引起水肿。

患了巨幼细胞性贫血会出现哪些精神、神经症状

常见轻重不等的末梢神经炎，有对称性手、足感觉异常，如麻木、刺痛、闪痛、蚁走感，及手套、袜套感，一般下肢

症状比上肢明显。可有浅感觉减退或消失。少数病人可发生震动觉和位置觉缺失，闭目难立，步态不稳，下肢无力。精神症状可表现有烦躁、易怒或呆滞迟钝、嗜睡，甚至精神失常。

患了维生素 B_{12} 缺乏所致巨幼细胞性贫血会有哪些症状

维生素 B_{12} 缺乏所致巨幼细胞性贫血主要有以下临床表现：

① 贫血：是最常见的临床症状，起病隐匿，主要表现为头晕、乏力。由于骨髓内的无效红细胞生成和循环中红细胞的早期破坏，可有轻度黄疸。严重维生素缺乏者还伴有白细胞和血小板减少，易致感染和有出血倾向。

② 消化道症状：消化道黏膜萎缩，可有舌炎、食欲减退、消化不良和腹泻，其中以舌炎症状最为明显。急性期舌缘、舌尖或舌背全部发红，呈鲜牛肉色，伴剧痛，有时可出现出血性小疱或浅小溃疡。急性期后，舌光滑，乳头全部消失。

③ 色素沉着：维生素 B_{12} 缺乏可刺激垂体中叶黑色素细胞刺激素的分泌，引起皮肤黏膜色素沉着。

④ 神经、精神症状：维生素 B_{12} 缺乏时，65%的病人有外周神经症状，伴或不伴脊髓病变。部分病人可无明显贫血，仅表现为脊髓亚急性联合变性。神经症状以手足麻木、肢端感觉异常或刺痛最多见，其次为震动觉和位置觉消失。严重者可出现异常步态，膀胱和肛门括约肌失控。此外，还有一种"巨幼细胞性痴呆"，以精神失常为主要表现，病人可有狂躁、抑郁、定向力和记忆力减退等。

维生素 B_{12} 缺乏所致巨幼细胞性贫血会出现哪些神经症状

维生素 B_{12} 参与神经组织的代谢。维生素 B_{12} 缺乏，使蛋氨酸的合成减少，后者导致胆碱和含磷脂的胆碱合成障碍，并且由于腺苷钴胺缺乏，导致大量甲基丙二酰辅酶 A 及其前身丙酰辅酶 A 的堆积。合成异常脂肪酸进入神经脂质，从而导致脱髓鞘病变，轴突变性，最后导致神经元细胞死亡。神经系统可累及周围神经、脊髓后侧索及大脑。

患了叶酸缺乏所致巨幼细胞性贫血会出现哪些症状

叶酸缺乏是引起巨幼细胞性贫血最常见原因。临床表现除一般贫血的表现外，消化系统症状比较突出。厌食约占 4/5，可为最早出现的症状之一。1/4～1/2 病人有腹泻，多为稀糊状，无明显腹痛。其他消化系统症状尚有恶心、呕吐、腹胀、便秘等。较特异体征为舌的改变，约 1/2 以上病人出现舌炎，舌红绛疼痛、无苔，重症者舌乳头扁平甚至全部萎缩，光滑如镜，称“镜面舌”，也有舌、唇及颊黏膜出现痛性红斑者。肝脾肿占 10%～28%，均属轻度，儿童比成人多见，1/2～2/3。少数可有黄疸。程度不等的出血见于 2.1%～26.4%的病人，多为轻度皮肤黏膜出血。重症者全身皮肤布满淤点淤斑，甚至内脏出血，大多由于综合因素，特别是长期服用抗疟药乙胺嘧啶，兼有营养不良者。叶酸缺乏者多无神经系统表现，但精神变化多见，主要为抑郁型情感障碍。婴幼儿病人神经精神改变明显。叶酸缺乏者易于感染，病人的免疫功能有所降低。

患了老年人巨幼细胞性贫血会有哪些特点临床表现

患巨幼细胞性贫血的老年人，贫血多较严重，血象常为全血细胞减少。病人除有一般贫血症状如头昏、乏力、心悸、气短外，消化道症状比较突出，厌食约占 4/5，可为最早出现的症状之一，其他有消化不良、腹胀、腹泻常见，约半数以上病人出现舌炎，少数病人有黄疸、出血，因此不少患巨幼细胞性贫血的老年人在入院时被怀疑患有消化道肿瘤，经胃镜、肠镜、CT 检查找不到肿瘤后，才发现患有巨幼细胞性贫血。维生素 B_{12} 缺乏时常伴乏力、手足麻木、感觉障碍、行走困难等神经系统症状，有的老年病人会出现嗜睡、精神错乱、定向力和记忆力减退，这时需与脑血管意外、老年痴呆相鉴别。血常规检查、骨髓穿刺检查和血清维生素 B_{12}、叶酸测定有助于确诊巨幼细胞性贫血。补充足够所缺乏的维生素 B_{12} 及叶酸，会使症状好转甚至消失。

小儿营养性缺铁性贫血多见于什么年龄阶段

最多见于婴幼儿期。生长发育速度快，营养需要高；饮食相对单调，铁摄入少；以及免疫功能不成熟，容易感染等，都是重要原因。早产儿和低出生体重儿更易发生。青春期是第二个容易发生营养性缺铁性贫血时期。

患了营养性巨幼红细胞性贫血主要会有哪些表现

婴幼儿期多见。一般贫血较重，皮肤呈蜡黄色，口唇眼睑黏膜苍白、头发细黄稀疏，面常水肿。少数患儿有皮肤淤点。周围血中红细胞大，呈大细胞性贫血，粒细胞和血小板也常减少。骨髓中可见巨幼红细胞，幼稚粒细胞和巨核细胞也有形态改变。

营养性巨幼红细胞性贫血会影响小儿神经系统吗

维生素 B_{12} 缺乏引起的营养性巨幼红细胞性贫血多有典型的神经系统表现：a. 严重程度与贫血程度不完全平行，有时贫血并不明显时已有明显神经系统症状。b. 表情呆滞、反应迟缓、少哭不笑、目光呆滞，甚至对饮食没有要求。c. 运动发育缓慢、停滞甚至倒退，原来会独立行走的不再会坐、爬、立、走。d. 重症患儿可发展为器质性神经系统病变：不规则震颤、手足无意识运动、踝阵挛等。e. 经维生素 B_{12} 治疗后精神反应可很快好转，但震颤消失较慢，治疗晚的可影响小儿智力发育。

叶酸缺乏引起的营养性巨幼红细胞性贫血，一般不出现神经系统症状，但也有神经系统症状者。

什么是营养性混合性贫血

营养性混合性贫血是营养性缺铁性贫血和营养性巨幼

红细胞贫血发生在同一病人。两种贫血发生可有先有后，程度也可不一致，常以两者之一为主；婴幼儿时期多见；临床表现、骨髓象和血象特点兼有两种贫血的特点。外周血中红细胞大小不等，大的比正常大而血红蛋白少，在显微镜下看红细胞中空现象明显；小的红细胞比正常小，颜色也较淡是其特点。骨髓中红细胞也有巨幼变。

营养性混合性贫血是由于患儿同时或先后有铁和维生素 B_{12}、叶酸的缺乏所致，所以治疗上一定要两者兼顾，不可偏废。

溶血是怎样发生的，有哪些症状

溶血是红细胞过度破坏，可以发生在血管内，称为血管内溶血；也可以发生在血管外的肝脏和脾脏中，称为血管外溶血。

血管内溶血：a. 大多是由后天获得的，由药物、物理化学因素、免疫因素作用于红细胞，引起红细胞损伤而溶血。b. 一般呈急性过程：大多起病急骤，红细胞大量破坏，贫血发生严重，进展快。患儿可有发热、寒战、黄疸，严重的出现休克。c. 重症病例可因为骨髓代偿功能衰竭而产生“再生障碍性危象”，表现出和再生障碍性贫血类似的症状。

血管外溶血：a. 大多见于有先天性红细胞缺陷的患儿，体内的异常红细胞由于缺陷的存在，在肝脏、脾脏（医学上也叫单核 –巨噬细胞系统）中破坏。例如：球形红细胞不容易通过肝脾的微小血窦而遭到破坏产生溶血。b. 临床上会出现贫血、肝脾肿大、黄疸等症状。c. 一般呈慢性经过，症状可轻重不等，迁延多年。

溶血性贫血为何会发生皮肤黏膜、尿液发黄

皮肤黏膜黄、眼黄、尿黄加深是溶血性贫血的常见症状，这些症状统称“黄疸”。出现黄疸是因为血中的胆红素浓度增高。正常时80%～85%的胆红素是血液中的红细胞衰老破坏后由血红蛋白释放分解而成。另外，有少量的胆红素由骨髓或其他组织中产生。溶血性贫血时红细胞破坏增多，产生的胆红素也增加，肝脏不能及时处理，滞留在血中再转运到组织，引起皮肤黏膜黄染。足月儿血总胆红素＞220.5微摩/升（12.9毫克/分升）和早产儿＞256.5微摩/升（15毫克/分升）超过了“生理性黄疸”的上限，可诊断为高胆红素血症。

最初形成的胆红素是“未结合胆红素”，呈脂溶性，能通过细胞膜和血脑屏障进入脑细胞，并沉积其中。未结合胆红素在肝脏内经过酶的作用转变为“结合胆红素”，呈水溶性，然后经历一系列变化从粪便和尿液中排出体外。肉眼所见大便和尿液是黄色的，就是因为其中有胆色素存在。患溶血性贫血时，胆色素排泄增多，尿液颜色加深。如果是急性血管内溶血，血红蛋白可从尿液排出，形成血红蛋白尿，尿呈酱油色了。

溶血对身体会有哪些影响

溶血对身体的影响可因溶血发生的快慢和程度而定。

急性溶血时，短时间内红细胞发生大量破坏，产生急速而严重的贫血，会引起严重的症状，对身体健康危害也

大:包括严重缺氧,导致组织功能衰竭。溶血量少时,由于骨髓有代偿增生的功能,可以将破坏的红细胞数补偿到正常或接近正常,机体可以不出现贫血,无任何症状或症状很轻。

大量血红蛋白游离在血液中经过肾脏时会造成肾脏损害甚至衰竭、休克,甚至死亡。

一般急性大量溶血症状重,可迅速被发现;慢性小量溶血,可在很长时间内不为人所注意。

患了血管内溶血会有哪些表现

血管内溶血是指红细胞在血液循环中直接发生破坏,红细胞中的血红蛋白直接释放到血液中的一种溶血过程。常常见于阵发性睡眠性血红蛋白尿(PNH)、输注低渗性液体和血型不配的输血等。在临床上血管内溶血多比较严重,常有全身症状,如发热、腰背酸痛等,黄疸比较明显。检查可发现肝脾轻度肿大,可有血红蛋白尿。

患血管外溶血会有哪些表现

血管外溶血是指红细胞在单核-巨噬细胞系统遭到破坏,主要发生在脾脏中,常见于红细胞形态异常的一些遗传性的疾病,如遗传性球形红细胞增多症、珠蛋白生成障碍性贫血(地中海贫血),也见于温抗体自身免疫性溶血性贫血等。血管外溶血一般较轻,可引起脾肿大,血清游离胆红素轻度增高,多无血红蛋白尿。

患了温抗体型的贫血会有哪些表现

自身免疫性溶血性贫血主要有温抗体型和冷抗体型两种类型。a. 温抗体型自身免疫性溶血性贫血临床表现多样化，轻重不一。一般起病较慢，数月后才发现有贫血，表现为全身虚弱及头昏，以发热和溶血为起始症状者较少。b. 急性型多发生于小儿，起病急骤，有寒战、高热、腰背痛、呕吐、腹泻，半数以上有脾脏肿大，1/3 有中度肝脾肿大，明显肿大者极少见。少部分病人可有淋巴结肿大，Coombs 试验阳性。

患了冷抗体型的贫血会有哪些表现

冷抗体型包括冷凝集综合征和阵发性冷性血红蛋白尿。

① 冷凝集素综合征：大部分病人在寒冷环境中表现有耳廓、鼻尖、手指及足趾的发绀症，室温升高后即见消失。冷凝集素试验阳性，效价可高至 1∶1 000 甚至 1∶1 600（正常低于 1∶64）。

② 阵发性冷性血红蛋白尿的病人大多突然表现为急性血管内溶血，出现发热、寒战、全身无力及腰背痛，出现血红蛋白尿，病人可有脾肿大及黄疸。发作有时与寒冷有关。

患了阵发性睡眠性血红蛋白尿（PNH）临床会有哪些表现

PNH 病人的临床表现包括：

① 血红蛋白尿：约75%病人在病程中出现血红蛋白尿，以血红蛋白尿发作为首发症状仅25%～50%。发作频率多至每月1～4次，甚至连续发作数次。也可偶发，少至半年以上才发作一次。病人常以贫血为首发症状，多在发病后半年至2年后进入血红蛋白尿发作期。血红蛋白尿一般在晨起较重，下午较轻，常与睡眠有关。睡眠时呼吸中枢敏感性降低，二氧化碳潴留，血浆pH值下降，补体易被激活，从而使对补体敏感的红细胞被破坏。

② 感染：中性粒细胞减少及其吞噬功能降低以及溶血导致单核-巨噬细胞系统封闭，近半数病人易继发感染，以支气管、肺部及泌尿生殖道感染较多见。感染可诱发溶血或引起再障危象，感染也常是该病主要死亡原因。

③ 血栓形成：欧美国家中病人易发生血栓形成，国内发生率较低。血栓发生一般较晚，主要在肢体静脉，很少累及内脏血管，静脉比动脉多见，病情较轻，很少死亡。

④ 肾脏损害：多数病人有不同程度的血尿、蛋白尿及肾功能减退，多在发病后5年内出现。在严重血红蛋白尿发作期，可发生急性肾功能衰竭。

⑤ 其他：肝、脾常有轻至中度肿大，有些病人因长期大量溶血而形成胆色素性结石。

阵发性睡眠性血红蛋白尿为何易发在睡眠后

血红蛋白尿多以清晨较重，但也可发生于白日睡眠之后。睡眠后溶血加重机制仍未阐明，可能与睡眠时血pH下降、补体通过替代途径激活有关。血pH下降的原因包括呼吸中枢敏感性降低和血流变缓或淤滞等，造成酸性代谢产物积累。

患了珠蛋白生成障碍性贫血（地中海贫血）会有哪些临床表现

地中海贫血（海洋性贫血），现称珠蛋白生成障碍性贫血，是常染色体的遗传缺陷导致一种或几种正常的珠蛋白肽链合成减少或者不能合成，最终血红蛋白量减少而发生贫血的疾病。由于这种贫血最初报道于意大利、希腊、西班牙等地中海沿岸，所以曾称为珠蛋白生成障碍性贫血（地中海贫血）。珠蛋白生成障碍性贫血广泛分布于世界各地。在我国，以广东、广西、贵州、四川最为多见。珠蛋白生成障碍性贫血可分为 α 和 β 两大类。临床上症状轻重不一，表现为慢性溶血性贫血、小细胞低色素性贫血，有靶形红细胞出现，可有轻度脾肿大。

新生儿溶血病会有哪些症状

新生儿溶血病主要症状有贫血、黄疸、肝脾肿大、胆红素脑病等。临床表现轻重不一，分为轻、中、重 3 型。

轻型：仅有轻度溶血，轻度黄疸，无明显贫血，常误为“生理性黄疸”，常见于 ABO 溶血病，除早期光疗外，一般不需治疗。

中型：表现为中度贫血-中度高胆红素血症。常在出生后 24 小时内出现黄疸，胆红素上升快，常有肝脾肿大。若不及时治疗，常发生胆红素脑病。有的患儿体内血型抗体持续存在，在 2～6 周发生明显贫血称晚期贫血。

重型：主要见于 Rh 溶血病。出生时有胎儿水肿：全身水肿、苍白、皮肤淤斑、胸腔积液、腹水、肝脾肿大、呼吸窘迫，常于出生后不久死亡。也有的未出生即胎死腹中。

患了慢性病贫血会有哪些临床表现

常有慢性感染、炎症、肿瘤原发疾病的相应表现。多为轻度到中度贫血，贫血多发生在原发病持续 1 ~ 2 个月以上，常被原发病的表现掩盖，贫血程度与疾病轻重相关。可表现为肌肉无力、体重下降、儿童生长发育迟缓。

患了骨髓病性贫血会有哪些临床表现

多有血液系统恶性肿瘤、转移癌、骨髓纤维化等原发疾病的表现，也可以缺乏原发疾病的表现。进行性加重的贫血，骨骼疼痛，可有病理性骨折。常见肝、脾、淋巴结肿大。部分有出血倾向。

患了急性失血性贫血会有哪些临床表现

不论什么原因引起的急性严重出血，导致的贫血表现基本上是相同的。

① 当快速失血 500 ~ 1 000 毫升时，大多数健康人可以没什么感觉，也不致发生贫血。约 5% 病人可以出现出汗、恶心、心跳减慢、血压下降、头晕甚至晕倒。精神紧张的人更易发生。

② 快速失血 1 000～1 500 毫升，平躺时无症状，站立时出现低血压、头晕、活动则心跳加速。

③ 失血量 1 500～2 000 毫升，平躺就可以出现口干、气急、皮肤苍白湿冷、意识模糊甚至昏迷、血压下降、少尿、心跳过快、脉搏细弱等。

④ 快速失血在 2 000～2 500 毫升，出现严重休克。如果治疗不及时，多因为脏器功能衰竭而死亡。

患了慢性肝病性贫血会有哪些临床表现

存在慢性肝炎、肝硬化、肝衰竭、药物性和中毒性肝病、胆汁淤积、脾功能亢进等慢性肝病的相应临床表现，如明显的乏力、恶心、呕吐、体重减轻、肝区疼痛、肝脾肿大，腹水、黄疸等。除非存在急性失血或溶血可以在短期内致重度贫血外，通常肝病引起的轻中度贫血，往往在不知不觉中起病，并被原发疾病的症状掩盖。

患了慢性肾病性贫血会有哪些临床表现

① 有各类肾脏疾病的临床表现，如肾小球肾炎、狼疮性肾炎、肾盂肾炎、糖尿病肾病、多囊肾等的表现。常见的主要有蛋白尿、血尿、水肿和高血压等，不同的肾脏疾病又有不同的表现。

② 发展为慢性肾功能衰竭时，会发生头痛、恶心、呕吐、纳差、腹胀、腹泻、淡漠嗜睡、疲倦乏力、渐进性夜尿增多、少尿、无尿、抽搐、关节痛等症状，严重时可发生肺水肿、

心力衰竭、心包炎、意识障碍、脑病等。

③ 肾功能正常的贫血，程度较轻；肾功能不全的贫血大多严重，贫血程度与肾功能减退程度一致。

患了内分泌疾病所致贫血会有哪些临床表现

各类内分泌疾病的临床表现，单个腺体功能不全病人往往具有某种激素分泌缺乏的临床特征。贫血属轻、中度，多缓慢发生，初期可无任何表现。随着内分泌疾病的进展，贫血程度才逐渐加重，这时才有疲劳、无力、心慌、气急等表现。

患了胃肠道疾病所致贫血会有哪些临床表现

a. 有胃肠道原发疾病的临床表现，如恶心、呕吐、腹痛、腹泻、便血、消瘦等。b. 进行性贫血。c. 可有消化道急性失血的表现。

患了妊娠期贫血会有哪些临床表现

妊娠 6 周开始血容量增加，并逐渐明显，到 32～34 周达高峰，由血液稀释引起的“妊娠期生理性贫血”出现较早，妊娠 4～6 周就可以出现，但多不被注意。缺铁性贫血和巨幼细胞性贫血在妊娠晚期出现。轻度贫血对妊娠影响不大，重度贫血可引起早产和死胎。贫血产妇的新生儿体重轻，易有贫血倾向。孕妇可发生心肌损害，易并发妊娠高血压综合征，产后感染机会也增加。

患了骨髓增生异常综合征会有哪些临床表现

骨髓增生异常综合征（MDS）的临床症状和体征与进行性造血衰竭密切相关。当 MDS 初次被诊断时，贫血往往最为常见。贫血可以很轻，常在体检或其他原因进行血常规检查时被发现。一旦贫血进一步加重，贫血程度不同，头昏、乏力、体力虚弱的症状不一。MDS 常出现不同程度的白细胞计数降低，一旦白细胞计数进行性降低，尤其中性粒细胞 $<0.5\times10^9$/升时（粒细胞缺乏症），病人可出现反复、严重感染，感染的严重性不仅与粒细胞减少有关，也与中性粒细胞功能缺陷关系密切，即使使用抗生素治疗也难以控制。MDS 的发热常与感染有关。MDS 还可出现血小板减少，出血多为轻度，主要是皮肤淤点或淤斑，鼻出血和牙龈出血或局限性血肿。随着病情的加重，血小板计数进行性降低，严重出血如胃肠道或泌尿道出血，甚至因颅内出血而死亡。

患了骨髓增生异常综合征易引起哪些方面的感染

感染原因是中性粒细胞减少和功能异常，致病菌有大肠杆菌、绿脓杆菌、白色葡萄球菌、肺炎球菌和链球菌。易引起潜在性脓疡，病人不觉发热，需通过超声波或 CT 检查才能发现。不常见的感染有化脓性关节炎、蜂窝组织炎、结核、铜绿假单胞菌(绿脓杆菌)性结膜炎、坏疽等。霉菌感染较普遍。

老年人患了贫血会有哪些临床特点

老年人贫血很常见,多继发于其他疾病,常见的原发病有肿瘤、感染、慢性肾功能不全、急性或慢性失血等。代谢性疾病及药物反应也可致继发性贫血。缺铁性贫血和巨幼细胞性贫血也常见。老年人造血细胞应激能力差,对迅速发生的贫血耐受能力低,即使是中等度贫血也可以出现严重的临床症状。缓慢发生的贫血可能由于其他疾病的存在而掩饰贫血症状。有时血红蛋白已降到很低才被发现。对此老年人要多加注意。老年人贫血起病多属缓慢,有的无自觉症状,有的出现一般常见的疲劳、乏力、头晕、眼花、耳鸣、食欲不振、懒言、气短等症状,有的因不够重视而被忽视。由于老年人贫血的症状无特异性,表现不一、变化多端,如有并发症夹杂在内,一时很难识别。

老年人患了感染性贫血会有哪些特点

慢性感染引起的感染性贫血是老年人贫血的常见病因,急性感染偶然也出现贫血。引起贫血的最常见感染是慢性支气管炎、胆囊炎、尿路感染、脓胸、肺炎、肺结核、亚急性细菌性心内膜炎、伤寒等。感染不但引起贫血,而且使原有的贫血治疗反应不佳。老年人造血功能减退,感染时红细胞的破坏加速和铁的利用减低,老年人感染性贫血的发生率比年轻人高。贫血通常发生在感染1个月以后，进展多缓慢。贫血一般并不严重，血红蛋白很少低于90克/升，多为正常细胞正色素型，有时为低色素小细胞性。血清铁、总铁结合力和铁饱和度均低于正常，血清铁蛋白常增高。感染性贫血的治疗在于清除感染，一旦感染控制，贫血可逐渐减轻或消失。铁剂、维生素 B_{12}、叶酸等药物无效。败血症和致命的急性感染偶可发生严重急性贫血，如血红蛋白迅速降至60～70克/升可考虑输血。

老年人患了肾性贫血会有哪些特点

肾性贫血在老年人贫血中占4%～7%，程度较严重，并随肾脏病变发展而加重。大多数肾性贫血病人血红蛋白保持在50～100克/升左右，呈现正细胞正色素性贫血。临床上可出现再生低下性贫血和溶血性贫血两种类型。

小儿贫血一般会出现哪些症状

① 贫血的一般症状：皮肤黏膜苍白、易倦乏力、毛发干枯、营养低下，病程长的可有生长发育迟缓。婴幼儿可出现肝、脾、淋巴结肿大。

② 各系统器官的症状：胃肠道症状有食欲不振、恶心呕吐、腹泻等；精神神经症状有精神萎靡、烦躁不安、注意力不集中、学习成绩下降等。贫血缺氧能引起心跳加速、气促等。在某些营养素缺乏引起的贫血，可出现智力下降、行为变化，如小儿营养性缺铁性贫血和营养性巨幼红细胞性贫

血等。

③ 不同病因引起的特殊症状：溶血性贫血时可有黄疸、尿黄、肝脾肿大；再生障碍性贫血时如血小板同时减少可出现皮肤淤点淤斑；营养性缺铁性贫血时可有反甲等。

为什么有些贫血小儿会有皮肤出血症状

① 有些贫血不但红细胞生成减少，而且白细胞和血小板的生成也受影响。血液中血小板降低，就会出现皮肤淤点淤斑，如再生障碍性贫血。

② 某些失血性贫血使患儿血液的凝血因子减少引起出血，也会出现皮肤出血症状，如血友病和血小板减少性紫癜等。

婴儿患了“生理性贫血”会有哪些症状

① 贫血出现早：正常初生儿血红蛋白可高达 190 克/升以上。出生后一周内血红蛋白逐渐下降，直到 8 周时方才停止。这种下降是生理发育不成熟引起的，并非由于疾病所致，所以称为“生理性贫血”。发生的原因有：a. 红细胞生成减少。出生后肺呼吸开始，血氧增高，红细胞生成素产生受抑制，红细胞生成减少；b. 胎儿红细胞生存期短，破坏较快；c. 体重增长快。出生后 3 个月内体重增长最快，血容量较快增加，血液被稀释。

② 贫血为自限性：小儿出生后 1 个月时，血中血红蛋白逐渐下降，到出生后 2～3 个月，血红蛋白降到 90～110

克/升时，红细胞生成素又出现，骨髓造血功能又趋活跃，血红蛋白又逐渐上升。此期间血红蛋白 <90～110 克/升才可诊断贫血。

③ 临床症状：有皮肤苍白，可有肝脾肿大。但一般情况尚好，无其他疾病表现。血中血红蛋白 <90 克/升。早产儿“生理性贫血”发生早且严重，生后3～6 周血红蛋白可降至 70～90 克/升。

患了贫血
需进行
哪些项目诊断检查

姓名 Name ____________ 性别 Sex ______ 年龄 Age ____________

住址 Address ________________________________

电话 Tel ________________________________

住院号 Hospitalization Number ________________

X 线号 X-ray Number ____________________

CT 或 MRI 号 CT or MRI Number ________________

药物过敏史 History of Drug Allergy ________________

哪些方面检查对诊断贫血有重要意义

有3个方面对诊断贫血有重要意义：a. 问病史；b. 体格检查；c. 实验室检查。诊断贫血要回答3个问题：a. 有无贫血？b. 贫血的程度？c. 贫血的原因？回答贫血的原因最重要。贫血病人体格检查应重点注意皮肤、淋巴结、呼吸、心跳、肝和脾。

询问贫血病人病史需注意哪些方面

需要从以下5个方面去发现贫血的线索：a. 发病年龄；b. 喂养史；c. 服药史；d. 季节和地区；e. 家族史。

贫血与家族因素有关系吗

有些贫血与家族因素有关，如珠蛋白生成障碍性贫血（地中海贫血）、红细胞酶缺陷、血红蛋白病、遗传性球形红细胞增多症、范可尼贫血。

观察贫血（苍白）哪个部位最好

有无贫血首先通过望诊作出初步判断。所谓“望诊”就是观察。要观察有否贫血，观察哪些部位最好呢？观察血色，选择皮肤最薄处为佳。皮肤较厚，遮盖毛细血管，不容易观察,尤其皮肤偏黑时更不容易观察。医生一般观察3个地方。一看嘴唇。嘴唇是皮肤和黏膜移行的部位,比较薄,不贫血的人嘴唇是红红的,贫血的人显得苍白。二看指甲。指甲半透明,也是观察有无贫血较佳的部位。如涂上红红的指甲油,妨碍了观察。难怪国外闹出这样的笑话:一位贫血妇女去看医生之前,刻意打扮一番。她说她患了贫血症,医生感到很意外。因为医生第一眼印象是这位女士的气色很好。有的母亲喜欢打扮小孩,也给她们涂口红,染指甲,这是不可取的。去就诊还是以本色为好,以免造成假象。第三看眼睑。眼睑结合膜是黏膜,更容易看清楚,只要将下眼睑皮肤轻轻往下一拉,睑结合膜就翻出,红润或苍白一目了然。注意,检查者手要清洁,手指不要接触到睑结合膜。

观察黄疸以什么部位最好

观察黄疸以眼球巩膜最好,巩膜就是常说的白眼珠。正常人是白的,有黄疸呈黄色。黄疸稍重,皮肤也能看出黄染。一个贫血病人伴有黄疸,提示溶血性贫血。

观察皮肤淤点、淤斑有何意义

贫血病人皮肤出现淤点、淤斑,提示有出血倾向,要考虑贫血是否由于失血所引起。另外,还要考虑血液系统其他成分是否减少或异常,如血小板和白细胞。

肝脾、淋巴结肿大对诊断贫血有何意义

婴儿有贫血时常常会有肝脾肿大和淋巴结肿大。主要原因是由于贫血时出现了“骨髓外造血”。一旦发生贫血，骨髓难以代偿，只能动员胎儿期的造血器官（肝、脾、淋巴结等）参加造血以满足需要。所以，婴儿贫血时常会伴有肝脾肿大和淋巴结肿大。婴儿有肝脾肿大和淋巴结肿大可以是贫血本身的体征，也可以是感染、肿瘤（如白血病）或其他疾病引起，肝、脾和淋巴结本身受到疾病的影响和侵犯也可以肿大。肝脾、淋巴结肿大对贫血的诊断和鉴别诊断有一定的意义。

患了贫血需要做哪些实验室检查

贫血需要做血常规检验、血生化检查、免疫学检查和骨髓检查。不同的病人，医生选择其中的不同项目检查，由浅入深，直至明确病因诊断。

做血常规检查有何意义

血常规检查中的红细胞（RBC）和血红蛋白（Hb）可以判断有无贫血以及贫血的程度，但不能明确病因。看血常规检查中白细胞和血小板是否正常，对贫血的诊断有帮助。

做红细胞形态检查对诊断贫血有何意义

红细胞形态对诊断贫血具有重要意义。根据红细胞的大小、染色深浅和形状，可以初步诊断出贫血的原因。例如：红细胞小、中心苍白圈扩大，很可能是缺铁性贫血；红细胞呈球形，可能是遗传性球形细胞增多症；看到有较多的靶形红细胞，可能是珠蛋白生成障碍性贫血（地中海贫血），即海洋性贫血。

血常规报告中的 MCV、MCH、MCHC 代表着什么

机器打印的血常规报告中大多有 MCV、MCH 和 MCHC3 项数据。这些数据代表什么意义呢？这是一组表示受检者的平均红细胞大小、红细胞血红蛋白量和红细胞内血红蛋白浓度的数据。这些数据可以用来表明贫血的特点：是大细胞性、小细胞或是正细胞性贫血，从而可以推测贫血的病因。MCV 是平均红细胞容积，正常值是 80～94 飞升，大于正常说明红细胞体积增大，属于大细胞性贫血；平均红细胞容积在正常范围属于正细胞性贫血；小于正常属于小细胞性贫血。MCH 是平均红细胞血红蛋白量，代表单个红细胞中血红蛋白含量，正常值是 27～32 皮克，大于正常值说明每个红细胞内的血红蛋白增多，小于正常值说明每个红细胞内的血红蛋白减少。MCHC 是平均红细胞血红蛋白浓度，儿童正常值是 360～410 克/升，低于正常值提示是低色素性贫血。根据 3 项指标综合分析，可以判断

贫血的类型，并初步推测贫血的原因。

以营养性贫血为例，MCV、MCH、MCHC 都低于正常，说明是小细胞低色素性贫血，最可能是缺铁性贫血；MCV、MCH 都高于正常，提示是大细胞性贫血，最可能是营养性巨幼红细胞贫血。如果 MCV 增大，而 MCHC 反而降低，可能是既缺铁又缺叶酸或维生素 B_{12}的营养性混合性贫血了。

这 3 项数值可以由仪器电脑自动计算，在没有相关仪器时也可用测出的红细胞数、血红蛋白量和红细胞压积计算得到。在一般医院都可用上，对诊断有很大的参考意义。

哪些贫血属小细胞低色素性贫血

小细胞低色素性贫血有营养性缺铁性贫血、慢性失血性贫血、珠蛋白生成障碍性贫血（地中海贫血）、铁粒幼细胞性贫血、铅中毒性贫血。

哪些贫血属大细胞性贫血

巨幼红细胞性贫血属于大细胞性贫血。儿童多由于营养物中缺乏叶酸或维生素 B_{12}，成人多由于胃内因子分泌障碍。

哪些贫血属正细胞性贫血

正细胞性贫血有急性失血、再生障碍性贫血、感染性疾病、肾性疾病、非球形红细胞性溶血、结缔组织病、恶性肿瘤骨髓浸润等。

哪些贫血属异形红细胞症

属于异形红细胞症有球形红细胞（遗传性球形红细胞增多症、自身免疫性溶血、不稳定血红蛋白病）、椭圆形红细胞增多症、镰状红细胞性贫血、靶形红细胞（珠蛋白生成障碍性贫血（地中海贫血）、血红蛋白病）、盔形、三角形红细胞（播散性血管内凝血、微血管内溶血、溶血尿毒综合征）、棘形红细胞（婴儿固缩红细胞增多症、遗传性无β球蛋白血症、严重肝病、烧伤）。

贫血病人为何要检查网织红细胞

网织红细胞计数能反映骨髓造红细胞的功能。根据网织红细胞的增减可以初步了解贫血的原因。骨髓中的幼稚红细胞开始是有核的，在逐渐发育成熟过程中脱核成为无核的碟状成熟红细胞。网织红细胞是晚幼红细胞脱核后到完全成熟的红细胞之间的过渡细胞。它在外周血中的数量反映骨髓红细胞生成的状态，它占红细胞数的比例可以通过染色方法计算出来。网织红细胞数多说明红细胞生成旺盛，数量减少或缺如提示红细胞生成障碍。网织红细胞的正常值是：成人0.005～0.015；新生儿出生后一周内0.030～0.060，以后逐渐降至正常，小儿后期可为0.005～0.020。测定网织红细胞计数有两方面意义：a. 判定贫血的性质：网织红细胞增高明显，应考虑有溶血可能；如果降低明显，要考虑骨髓造血功能下降，有再生障碍性贫血的可能了。b. 观察治疗效果：贫血患儿用药如果有效，骨髓内红细胞生成增加，网织红细胞会增高。如果治疗不正确，没有反应，说明诊断错误或有其他原因存在，如病因尚未去除，有感染等。

白细胞计数、血小板计数和形态学检查对贫血的诊断有何帮助

红细胞、白细胞和血小板是同源的，血细胞起源于骨髓的造血多能干细胞。这3种血细胞可以单独受损害，也可以同时受损害。检查白细胞和血小板计数及其形态可以了解贫血仅仅是红细胞单独的问题，还是其他血细胞同时出了问题。例如再生障碍性贫血，三系都减少；白血病病人白细胞异常增生，同时有贫血和血小板减少。

患了贫血要做哪些生化检查

贫血的生化检查很多，要有目的地选择。如进行血清铁、铁蛋白测定，红细胞内游离原卟啉测定，可了解体内铁储存情况；血总胆红素，直接、间接胆红素测定，可进行血浆游离血红蛋白测定、尿胆红素和尿胆原测定，了解溶血；对高铁血红蛋白还原率测定，可以了解红细胞酶缺陷；血红蛋白分析，可以了解血红蛋白异常疾病。

患了贫血需做哪些免疫学检查

免疫性溶血性贫血可选择抗人球蛋白试验、冷凝集素

测定，用以诊断免疫性溶血；ABO 血型鉴定、Rh 血型鉴定、免疫性抗 A 和 B 抗体检查、Rh 抗体检查，用以诊断新生儿溶血症。

做骨髓检查对诊断贫血有何意义

骨髓检查可直接了解骨髓生成血细胞的质和量的变化，在某些贫血的病因诊断中起决定作用。人的血细胞主要在骨髓中产生，其中红细胞、粒细胞和血小板完全由骨髓生成。有贫血时要了解红细胞生成的情况，大多需要作骨髓穿刺，吸取少量骨髓液作细胞学的检查。通过观察幼稚和成熟的各类细胞的数量和形态有无异常，从而分析贫血的原因。大多数贫血都可以通过骨髓检查查明病因。此外，通过骨髓检查还可以发现寄生虫、肿瘤细胞等，对贫血的病因诊断都有帮助。在贫血治疗过程中还可以通过骨髓变化了解治疗效果。总之，骨髓检查对血液病是一项很好的常用的检查手段。

患了缺铁性贫血应做哪些实验室检查

缺铁性贫血是指体内可用来制造血红蛋白的储存铁已被用尽、红细胞生成不足发生的贫血，是最常见的贫血。出现面色苍白、无力、头昏、心悸等症状而怀疑患有贫血时，首先应做外周血血常规检查。成人正常血红蛋白含量，男性为 120～160 克/升，女性为 110～150 克/升。如果血红蛋白降低，成年男性 <120 克/升，女性 <110 克/升，孕妇 <100

克/升，可诊断为贫血。缺铁性贫血为小细胞低色素性贫血。当红细胞平均血红蛋白浓度值（MCHC）<32%，平均红细胞体积（MCV）<80 立方微米，平均血红蛋白量（MCH）<27 皮克时，属于小细胞低色素性贫血。为了进一步明确缺铁性贫血的诊断，可以抽静脉血测定血清铁、总铁结合力和血清铁蛋白。缺铁性贫血时，血清铁 <10.7 微摩/升，总铁结合力 >64.4 微摩/升，血清铁蛋白 <12 微克/升。如有条件还可测定红细胞游离原卟啉（FEP）（正常参考值 <0.9 微摩/升）。缺铁时，FEP >1.78 微摩/升全血、血清可溶性转铁蛋白受体（sTfR）>26.5 微摩/升，可诊断为缺铁。sTfR 不受炎症、肝病和妊娠等因素的影响。骨髓穿刺涂片铁染色是诊断缺铁性贫血最直接和可靠的方法。患有缺铁性贫血病人的骨髓涂片上有核细胞增多、幼红细胞质减少、体积较小、边缘不整齐、碎粒中含铁血黄素颗粒消失，铁粒幼细胞大多也消失，并且可以明确地排除白血病、骨髓瘤等恶性疾病。

小细胞低色素性贫血一定是患了缺铁性贫血吗

平均红细胞体积（MCV）<80 立方微米、平均红细胞血红蛋白浓度（MCHC）<32%时为小细胞低色素性贫血。缺铁性贫血属此类贫血者。珠蛋白生成障碍性贫血（地中海贫血）、铁粒幼细胞贫血等也属于小细胞低色素性贫血。由于铁缺乏、血红蛋白生成不足，缺铁性贫血的红细胞为典型小细胞低色素性。珠蛋白生成障碍性贫血（地中海贫血）由于珠蛋白链的形成不平衡，导致血红蛋白的合成减少，红细胞内容空虚而细胞膜面积相对增大，形成小细胞低

色素性贫血和出现靶形细胞。铁粒幼细胞贫血的缺陷是由于红细胞内血红素合成障碍，线粒体中铁未被利用因而大量积聚，损害线粒体和细胞内其他结构的功能，造成不同程度的小细胞低色素性贫血所致。小细胞低色素性贫血不全是缺铁性贫血。

血清铁降低一定是患了缺铁性贫血吗

血清铁降低不仅仅是缺铁性贫血所特有，缺铁性贫血和慢性疾病贫血的血清铁都是降低的。缺铁性贫血时，血清铁降低，血清总铁结合力增高，而血清铁蛋白常减低。在慢性感染、肾脏疾病或肝硬化的病人，血清铁及总铁结合力均降低，而血清铁蛋白正常或升高。贫血病人若血清铁升高、总铁结合力降低，则为血红蛋白合成障碍。铁缺乏病人的血清铁蛋白不会高于正常水平。

缺铁性贫血病人为什么要查明缺铁的原因

在确定贫血为缺铁性贫血后，还需要病因诊断，以进一步查明缺铁的原因。不查明病因，贫血不仅不能根治，而且可能忽视某些严重疾病。原发疾病有时对病人的危害比贫血更为严重，例如缺铁性贫血可能系胃肠道恶性肿瘤伴慢性出血所引起。忽视或延误这种原发疾病的诊断，后果不堪设想。

小儿营养性缺铁性贫血诊断应注意哪些要点

小儿营养性缺铁性贫血的诊断要点有:

① 小细胞低色素性贫血:MCV 小于 80 飞升,MCH 小于 27 皮克,MCHC 小于 31%。

② 有明显的缺铁原因:铁供应不足、吸收障碍、慢性失血。

③ 血清铁 <10. 7 微摩/升(60 微克/分升)。

④ 总铁结合力 >62. 7 微摩/升(350 微克/分升),运转铁蛋白饱和度 <0. 15。

⑤ 骨髓检查:增生性骨髓象,有核红细胞比例增多、以中幼红细胞增加明显、中晚幼红细胞浆少、骨髓细胞外铁明显减少(- ~ +)、铁粒幼细胞 <15%。

⑥ 红细胞游离原卟啉 >0. 9 微摩/升(50 微克/分升)。

⑦ 血清铁蛋白 <16 微克/升。

⑧ 铁剂治疗有效:用铁剂治疗后 7 日左右网织红细胞升至最高峰,用药 3 ~ 4 周血红蛋白可升至正常。

符合第 1 条和第 2 ~ 8 条中任何 2 条以上者可诊断为缺铁性贫血。

再生障碍性贫血可分哪几种类型

根据病因,再障可分为如下两大类:

第一类为先天性再生障碍性贫血,即范科尼(Fanconi)贫血。

第二类获得性再障，常见。特发性再障病因不明，目前比较公认的与后天获得性再障有关的危险因素包括：

① 药物及化学物质是引起再障最常见的危险因素；药物诱发再障的真正发病率难以确定。与再障有关的药物，报道最多的是氯霉素、保泰松等。

② 各种电离照射：X 线、γ 线、放射性核素进入细胞，影响有重要生物作用的大分子，破坏 DNA 和蛋白质，所有细胞都可能被电离辐射破坏。骨髓细胞中红细胞系最为敏感，其次是粒细胞，再次为巨核细胞系。

③ 病毒感染：各种类型的肝炎病毒，如 EB 病毒、风疹病毒、带状疱疹病毒、登革热病毒、流感病毒、人类免疫缺陷病毒（HIV）、微小病毒 B19、人类 T 淋巴细胞白血病病毒等，均有损害骨髓造血，引起再障或骨髓造血受抑的报道。

另外，某些生理性疾病，如妊娠也可能引起再障。免疫系统异常或免疫性疾病也是引起再障的重要原因。

诊断再生障碍性贫血应注意哪些要点

再生障碍性贫血诊断要点有：

① 全血细胞减少，网织红细胞绝对值减少。

② 一般无脾肿大。

③ 骨髓至少 1 个部位增生减低（如增生活跃、巨核细胞明显减少），非造血细胞增多。

④ 能除外全血细胞减少的其他疾病，如阵发性睡眠性血红蛋白尿、骨髓增生异常综合征、骨髓纤维化、急性白血病、恶性组织细胞病等。

⑤ 抗贫血药物治疗无效。

再生障碍性贫血的外周血象会有哪些表现

一般呈全血细胞减少。但3种细胞减少的程度不一定平行，重型再障的血象降低程度更为严重。再障发病早期可先有一系或两系减少。贫血呈正常细胞大小、正常色素型，也可呈轻度大细胞型，但红细胞无明显畸形或多染性现象。网织红细胞显著减少，尤以急性型为著，常小于1%；少数慢性型再障，网织红细胞可轻度升高，但绝对值几乎都减少。网织红细胞绝对值低于正常值具有诊断价值。再障病人的中性粒细胞和单核细胞也均减少，急性型减少显著，中性粒细胞绝对值常 $<0.5\times10^9$/升。血小板总数减少，急性型再障的血小板减少显著，常 $<10\times10^9$/升。

再障病人需要做骨穿与骨髓活检吗

再障病人呈全血细胞减少，网织红细胞计数大多减少，但也有一部分白血病、骨髓增生异常综合征、再障-PNH综合征等也会呈全血细胞减少，所以诊断再障必须做骨髓穿刺及骨髓活检。骨髓穿刺取样或诊断有困难者，可作骨髓活检。骨髓活检能检查骨髓细胞增生程度。再障病人造血组织与脂肪组织的比例在2∶3以下；巨核细胞减少；非造血细胞增多，分布于间质组织中，尤在血管周围；骨髓间质水肿和出血。皆提示骨髓造血功能低下。

再障病人骨髓象会有哪些表现

再障病人至少一个部位骨髓增生减低，骨髓穿刺物中骨髓颗粒很少，脂肪滴增多。粒系及红系细胞明显减少，巨核细胞很难找到或缺如。淋巴细胞、浆细胞、组织嗜碱细胞等非造血细胞相对增多。骨髓小粒铁染色阳性。重型再障Ⅰ型表现为多部位增生减低或重度减低。

再生障碍性贫血诊断有哪些标准

我国对再障的诊断标准几经讨论、修改。目前最新修正的诊断标准如下：

① 全血细胞减少，网织红细胞减少，淋巴细胞相对增多。

② 骨髓至少1个部位增生减低或重度减低(如增生活跃，巨核细胞明显减少及淋巴细胞相对增多)，骨髓小粒非造血细胞增多(有条件者做骨髓活检，显示造血组织减少，脂肪组织增加)。

③ 引起全血细胞减少的其他疾病，如阵发性睡眠性血红蛋白尿症、骨髓增生异常综合征、自身抗体介导的全血细胞减少、急性造血功能停滞、骨髓纤维化、急性白血病、恶性组织细胞病等。

急性再生障碍性贫血诊断有哪些标准

根据上述诊断标准诊断为再障后，再进一步分为急性或慢性型。

急性再障(也称重型再障Ⅰ型)诊断标准:

① 临床表现:发病急,贫血进行性加剧,常伴严重感染、内脏出血。

② 血象:除血红蛋白下降较快外,需具备以下3项中2项:a. 网织红细胞 <1%,绝对值小于 $<15\times10^9$/升。b. 中性粒细胞 $<0.5\times10^9$/升。c. 血小板 $<20\times10^9$/升。

③ 骨髓象:a. 多部位(包括胸骨骨髓)增生减低,三系造血细胞明显减少,非造血细胞相对增多。b. 骨髓小粒中非造血细胞相对增多。

慢性再生障碍性贫血诊断有哪些标准

慢性再障(包括非重型再障和重型再障Ⅱ型)诊断标准:

① 临床表现:发病较急性再障缓慢,贫血、感染、出血相对较轻。

② 血象:血红蛋白下降较慢,网织红细胞、中性粒细胞及血小板减低,但达不到急性再障的程度。

③ 骨髓象:a. 三系或两系减少,至少一个部位增生不良,如增生活跃,则淋巴细胞相对增多,巨核细胞明显减少。b. 骨髓小粒中非造血细胞(如脂肪细胞等)增加。

④ 病程中如病情恶化,临床、血象及骨髓象与急性再障相同,称重型再障Ⅱ型。

再生障碍性贫血与哪些疾病相鉴别

再生障碍性贫血的诊断标准强调应做“除外诊断”。

就目前的认知水平而言，诊断再障须除外下述疾病：

① 阵发性睡眠性血红蛋白尿症（PNH）：PNH 典型病例有血红蛋白尿发作，易与再障鉴别。不典型病例，主要为慢性贫血，外周血液中三系血细胞减少，骨髓增生也可减低，易被误为再障。但 PNH 出血、感染均较少、较轻，网织红细胞比例多大于正常，骨髓增生多活跃，幼红细胞增生较明显，酸化血清溶血试验（Ham 试验）、糖水试验和蛇毒因子溶血试验可阳性，尿含铁血黄素试验（Rous 试验）可阳性。PNH 的多种血细胞缺乏通过糖化肌醇磷脂（GPI）连接到细胞膜表面的一些蛋白（包括 CD59、CD55 等），使血细胞的性能发生改变（如对补体敏感）。可借流式细胞术，单克隆抗体 CD59、CD55 等来检测“缺失”的血细胞。PNH 与再障关系十分密切，并且可以互相演变，故又有再障—PNH 综合征的诊断。凡再障转化为 PNH，或 PNH 转化为再障，或兼有两病特征者，均属再障—PNH 综合征。

② 骨髓增生异常综合征（MDS）：和再障鉴别的主要是低增生性 MDS，后者可发生于 MDS 任何亚型，诊断困难的是难治性贫血亚型（MDS-RA）和难治性血细胞减少伴多系病态造血亚型（RCMD）。低增生性 MDS-RA 及 RCMD 由于骨髓有核细胞数量高度减少，病态造血的形态变化在骨髓涂片上有时不易充分显露，而再障也可有轻微的病态造血，故两者常不易区分。以下几点有助于低增生性 MDS 与再障的鉴别：a. 血象、骨髓象：再障的病态造血程度较轻，且多限于红系。如骨髓中三系或二系有明显的病态造血，则支持 MDS。b. 骨髓活检：如巨核细胞数量增多，特别是有巨核细胞成簇分布或有形态明显畸变者，提示 MDS 而不支持再障。发现有真性幼稚前体细胞异常定位（abnormal localization of immature precursor，ALIP），对 MDS

的诊断有重要的价值。c. 染色体核型变化：凡出现克隆性染色体变化者，倾向于 MDS。d. 姐妹染色体分染（sister chromatid differentiation，SCD）延迟是一项细胞生物学的功能指标，提示 DNA 复制功能的紊乱，它的出现有助于诊断 MDS。e. 骨髓细胞体外培养：MDS 病人 CFU-GM 集落形成减少，集簇相对增多，集落与集簇的比例明显减低；再障病人的集落、集簇形成均减少，比例无异常。

③ 其他疾病：如急性造血功能停滞、骨髓纤维化、低增生性急性白血病、恶性组织细胞病、骨髓转移瘤、脾功能亢进症及内分泌疾病等也可引起全血细胞减少，药物或化疗后可发生继发性全血细胞减少，均需一一鉴别。

全血细胞减少就是患了再障吗

全血细胞减少的发病机制有两种：a. 骨髓造血功能相对衰竭；b. 外周血细胞破坏过多。

前者可见于叶酸和维生素 B_{12} 缺乏，骨髓增生活跃，红细胞无效生成。骨髓纤维化、转移癌、急性白血病、广泛感染（如结核病、真菌感染）可破坏骨髓正常结构，导致骨髓造血功能衰竭。某些克隆性疾病或恶前病变如 PNH、低增生性 MDS 可因正常干细胞衰减导致骨髓造血功能衰竭。或者骨髓本身增生低下，如再障。

外周血破坏增加主要见于脾功能亢进，也可见于造血前体细胞自身免疫性破坏、急性造血功能停滞。

可见再障只是全血细胞减少的一种病因，遇到全血细胞减少的病人要做仔细的鉴别，千万不可妄下结论。

巨幼细胞性贫血可分哪些类型

巨幼细胞性贫血临床类型有营养性巨幼细胞性贫血、妊娠期巨幼细胞性贫血、婴儿期营养不良性巨幼细胞性贫血、恶性贫血及药物性巨幼细胞性贫血等。

患了营养性巨幼细胞性贫血会有哪些特点

营养性巨幼细胞性贫血以叶酸缺乏为主。我国以北方地区较多见，主要见于山西、陕西、河南等省，常有营养缺乏史，新鲜蔬菜摄入少，长期素食，加上饮食和烹调习惯不良，常伴有复合性营养不良表现，如缺铁、缺乏维生素 B_1、维生素 B_2、维生素 C 及蛋白质。常见营养性水肿、末梢神经炎、口炎及出血等，且可同时伴有缺铁性贫血。该病和恶性贫血不同，常不伴胃酸缺乏，也无脊髓亚急性联合变性，黄疸很少见。主要治疗是补充有关营养要素。营养性巨幼细胞性贫血是一个逐渐发展过程，经历叶酸或维生素 B_{12} 储备减少、代谢异常，最后才引起缺乏性贫血。

患了妊娠期巨幼细胞性贫血会有哪些特点

病人多为中年经产妇（尤其是双胎），好发于妊娠中末期和产后期，属营养不良性巨幼细胞性贫血，95%由叶酸缺乏引起。感染、酗酒、妊娠毒血症以及合并溶血、缺铁及分娩时出血过多等因素，是该病的诱因。如及早用叶酸治疗，效果极为满意。轻型病人产后也可自行缓解。

婴儿期患了营养不良性巨幼细胞性贫血会有哪些特点

婴儿期营养不良性巨幼细胞性贫血好发于6个月以上、2岁以下的婴幼儿。用山羊乳或煮沸后的牛奶喂养者易发生该病，因山羊乳中叶酸极少。发病因素除叶酸摄入不足，也可因母体营养不良、并发肠道等感染及维生素C缺乏所致。维生素C可保护叶酸在加热过程中不被破坏。多数病例对口服叶酸有效，有时辅以维生素C更为满意。

患了维生素B_{12}缺乏所致巨幼细胞性贫血需做哪些检查

诊断维生素B_{12}缺乏所致巨幼细胞性贫血需做血常规（包括血细胞形态学检查）、网织红细胞计数、骨髓液涂片检查以及血清维生素B_{12}测定等检查。

巨幼细胞性贫血血常规有哪些特点

巨幼细胞性贫血血常规除有不同程度的贫血外，重症病人尚可有血小板及白细胞低下。血细胞形态学检查最突出地表现为大卵圆形红细胞增多和中性粒细胞分叶过多。红细胞体积较正常明显增大，平均红细胞体积（MCV）>100飞升（正常参考范围80～94飞升），平均血红蛋白量

（MCH）>32皮克（正常参考范围26～32皮克）。中性粒细胞核分叶过多具有特征性。

患了叶酸缺乏所致巨幼细胞性贫血需做哪些检查

诊断叶酸缺乏所致巨幼细胞性贫血需做血常规（包括血细胞形态学检查）、网织红细胞计数、骨髓液涂片检查、血清叶酸含量测定等检查。

做巨幼细胞性贫血骨髓象检查有哪些特点

巨幼细胞性贫血骨髓象可表现为：骨髓增生明显活跃，呈巨幼细胞性增生；幼红细胞总百分率>40%，以早、中幼阶段为主，出现巨幼红细胞，常>10%，原幼红细胞与原红细胞相似但胞体常更大，以后各阶段不仅胞体增大且有特殊形态学改变；粒系细胞百分率相对减低，可见巨晚幼和巨杆状核粒细胞，分叶核粒细胞有的胞体增大且可见核分叶过多现象；粒细胞与红细胞的比例明显下降；巨核细胞数目大致正常，但可见巨型变，部分巨核细胞核呈分叶状；核分裂相易见到，幼稚网状细胞增多，蓝状细胞易见到；成熟红细胞中可见巨红细胞，呈长椭圆形为其特点。

巨幼细胞性贫血检测网织红细胞计数有何意义

网织红细胞计数可以帮助了解幼红细胞的增生程度，

巨幼细胞性贫血检测网织红细胞计数主要用于维生素和叶酸治疗后的监测指标。如治疗后网织红细胞计数升高，有助于叶酸或维生素缺乏的诊断。

患了维生素 B_{12} 缺乏需做哪些检查

确定维生素 B_{12} 缺乏可用下列检查：a. 血清维生素 B_{12} 测定：常用微生物法及放射免疫法，后者的敏感度和特异度均高于前者，且测定方便。正常值为 147.6～664.2 皮摩/升（200～900 皮克/毫升），低于 74 皮摩/升（100 皮克/毫升）诊断缺乏。b. 尿甲基丙二酸测定：维生素 B_{12} 缺乏使甲基二酰辅酶 A 受阻，使体内甲基丙二酸量增多并从尿中大量排出。正常人尿中仅排出微量（0～3.5 毫克/24 小时）。c. 维生素 B_{12} 吸收试验（Schilling 试验）：空腹口服 ^{57} 钴标记的维生素 B_{12} 0.5 微克，2 小时后肌注未标记的维生素 B_{12} 1 毫克，收集 24 小时尿测定排出的放射性，正常人应超过 7%，低于 7% 表示维生素 B_{12} 吸收不良，恶性贫血常在 4% 以下。如吸收不良，间隔 5 日重复上述试验，且同时口服 60 毫克内因子，如排泄转为正常，则证实为内因子缺乏，否则为肠道吸收不良。如给病人服用抗生素后吸收有改善，提示肠菌过度繁殖与宿主竞争维生素 B_{12} 所致。

患了叶酸缺乏需做哪些检查

确定叶酸缺乏可做下列检查：a. 血清及红细胞叶酸测定：可用微生物法和放射免疫法测定。正常血清叶酸浓度为 13.6～45.3 纳摩/升（6～20 纳克/毫升），叶酸缺乏者常低于9纳摩/升（4纳克/毫升）；正常红细胞叶酸浓度为339.9～1 359.6纳摩/升（150～600纳克/毫升），低于226.6纳摩/升（100纳克/毫升）表示缺乏。红细胞叶酸可反映体内储存情况，血清叶酸易受叶酸摄入量的影响，因此前者诊断价值较大。b. 尿亚胺甲酰谷氨酸（FIGlu）排泄试验：给病人口服组氨酸15～20克，收集24小时尿测定排出量。正常成人FIGlu排泄量为9毫克/24小时以下。叶酸缺乏时，组氨酸的中间代谢产物FIGlu转变为谷氨酸，发生障碍，大量FIGlu在体内堆积随尿排出。

诊断维生素 B_{12} 缺乏所致巨幼细胞性贫血有哪些要点

诊断维生素 B_{12} 缺乏所致巨幼红细胞性贫血要点有以下两方面：a. 临床表现：贫血症状；消化道症状及舌痛、色红、乳头消失、表面光滑；可有神经系统症状，表现为下肢对称性感觉及震动觉消失。严重的可有平衡失调及步行障碍。也可同时出现手足麻木、肢端感觉异常或刺痛等周围神经病变及精神忧郁，儿童病人可表现为精神障碍和智力低下。b. 实验室检查：大细胞性贫血，平均红细胞体积（MCV）>100立方微米，白细胞和血小板也常减少；骨髓呈典型的巨幼红细胞生成，粒细胞系统及巨核细胞系统也有巨型变；放射免疫法测定血清维生素 B_{12} <74皮摩/升。

诊断叶酸缺乏所致巨幼细胞性贫血有哪些要点

诊断叶酸缺乏所致巨幼细胞性贫血的要点有以下两方

面：a. 临床表现：贫血症状；常伴消化道症状，如食欲不振、恶心、腹泻及腹胀等，舌质红、乳头萎缩、表面光滑。b. 实验室检查：大细胞性贫血，平均红细胞体积（MCV）>100 立方微米，白细胞和血小板也常减少，骨髓呈典型的巨幼红细胞生成，粒细胞系统及巨核细胞系统也有巨型变，血清叶酸浓度 <9 纳摩/升（纳克/毫升）。

小儿营养性巨幼红细胞性贫血诊断应注意哪些要点

小儿营养性巨幼红细胞性贫血诊断要点有：

血象：a. 大细胞正色素性贫血。b. 可见到幼红细胞，嗜多色性及嗜碱性点彩红细胞，豪－周氏小体及卡波氏环。c. 白细胞数稍低，粒细胞核分叶可超过 5 个以上，血小板计数减低。

骨髓象：骨髓增生活跃，以红系增生为主，浆老核幼，巨幼变，巨核细胞中出现核分叶过多，血小板大。

血生化检查：血清维生素 B_{12} 含量减低（<100 微克/毫升）或血清叶酸含量减低（<3 微克/毫升）。

怎样诊断溶血性贫血

首先确定贫血的存在、红细胞计数和血红蛋白浓度降低。

其次确定红细胞破坏的依据：a. 正红细胞正色性贫血；血浆结合珠蛋白明显减少或消失；血浆游离血红蛋白的浓度增高。b. 尿液检查：血红蛋白尿（急性溶血）和尿含铁血黄素试验阳性，尿胆原排泄增加。c. 粪常规检查：粪胆原增加。d.血清中胆红素增高，以间接胆红素增高为主。e.红细胞生存时间缩短。

确定红细胞代偿性增生的依据：a.网织红细胞增多，大于5%，往往达10%以上。b.外周血可以出现晚幼红细胞。由于网织红细胞及其他较不成熟的红细胞自骨髓中大量释放至血液，故周围血液中大型红细胞增多。骨髓内幼红细胞明显增多。

怎样确定是哪一种溶血性贫血

确定哪一种溶血性贫血有以下几项。

1. 红细胞膜缺陷检查

① 红细胞形态观察：红细胞膜遗传性缺陷可见球形、椭圆形、口形、棘形；血红蛋白异常可见靶形、镰形。

② 红细胞脆性试验：脆性增高，提示红细胞膜异常性疾病（球形、口形、棘形、椭圆形）；脆性降低，多提示血红蛋白异常；脆性正常，提示红细胞酶缺陷。

③ 自体溶血试验：球形红细胞增多症加葡萄糖、ATP均可纠正；丙酮酸激酶缺乏症加葡萄糖不能纠正，加ATP可纠正；G-6-PD缺乏自溶正常。

④ 酸化血清溶血试验（Ham's试验）、蔗糖溶血试验：阵发性睡眠性血红蛋白尿为阳性。

2. 红细胞酶缺陷检查

a.高铁血红蛋白还原试验：G-6-PD缺陷还原率<30%；b.丙酮酸激酶荧光斑点试验：丙酮酸激酶缺陷呈阳性。

3. 血红蛋白异常检查

① 含胎儿血红蛋白（HbF）红细胞染色（酸洗脱法）：珠

蛋白生成障碍性贫血(地中海贫血)、遗传性胎儿血红蛋白持续存在综合征、血红蛋白病均呈阳性。

② 抗碱变性试验:测 HbF,意义同上。

③ 红细胞镰变试验:镰状红细胞贫血呈阳性。

④ 血红蛋白电泳:测定珠蛋白生成障碍性贫血(地中海贫血)、血红蛋白病。

⑤ 异丙醇试验、热不稳定试验:HbF、HbH、HbE、α 珠蛋白生成障碍性贫血(地中海贫血)呈阳性,可作为辅助诊断。

4. 免疫性溶血性贫血检查

① 抗人球蛋白试验(Coombs 试验):自身免疫性溶血性贫血、新生儿 Rh、ABO 溶血呈阳性。

② 冷凝集素测定:冷抗体型自身免疫性溶血性贫血冷凝集效价增高,但加热至 37℃时,凝集现象消失。

怎么知道红细胞被破坏过多了

如有胆红素代谢(非结合胆红素)升高、尿胆原升高、血清结合珠蛋白降低、血浆游离血红蛋白升高、尿血红蛋白阳性、乳酸脱氢酶升高、外周血涂片破碎和畸形红细胞增多、红细胞寿命测定缩短等症状,可知红细胞破坏过多。

什么是血红蛋白尿

当有血管内溶血、血红蛋白超过触球蛋白所能结合的量时,未结合的游离血红蛋白便可通过肾小球滤膜形成血红蛋白尿。血红蛋白尿一般呈不同程度的红色,如尿液为酸性，血红蛋白可自体氧化成为变性血红蛋白，呈棕色。如含量甚多则呈棕黑色酱油样外观。有时血尿与血红蛋白尿不易从外观上区别，可通过一些检查加以鉴别。如血红蛋白尿离心沉淀后上清液颜色不变，镜检时不见红细胞，虽两者尿隐血试验均可阳性。

何谓含铁血黄素尿

被肾小管重吸收的游离血红蛋白，在肾曲小管上皮细胞内被分解为卟啉、铁及珠蛋白。铁以含铁血黄素的形式沉积在上皮细胞内。当细胞脱落随尿排出，即成为含铁血黄素尿。

黄疸性肝炎的黄疸与溶血性贫血的黄疸是一回事吗

临床上黄疸病人除了溶血性贫血，比较多的是肝炎和胆道系统疾病引起的黄疸。前者是由于病人患了肝炎后，肝脏炎症影响肝细胞，还影响肝内胆管系统，使胆汁排泌受阻，血中胆红素水平增高，出现黄疸。后者则是一些胆囊炎、胆结石病人，以及肝内胆管结石和胆道内、外肿块的病人，使胆道胆汁排泌受阻，造成血液中胆红素水平明显增高而出现黄疸。

怎样诊断遗传性球形红细胞增多症

遗传性球形红细胞增多症病人血象多为轻或中度，危象发作时贫血迅速加重。轻型病人可无明显贫血。外周血涂片可见比例不等的小球形红细胞，多在10%以上。此类细胞的特点是直径小、染色深及中心淡染区消失。网织红细胞比例升高。a. 骨髓象：红系造血增生明显，幼红细胞比例升高，可占有核细胞的25%～60%。再障危象时骨髓幼红细胞明显减少，偶可见到特征性的巨早幼红细胞。b. 红细胞渗透性脆性试验：该病异常球形红细胞在低渗盐水中较正常红细胞易于溶血，即渗透性脆性升高。c. 红细胞膜研究：确立诊断后，可采用聚丙酰胺凝胶电泳分离膜蛋白和特异性放射免疫法定量分析膜骨架蛋白，进一步确定细胞膜异常所在，此为非常规检查。其他还有血清非结合胆红素升高、尿胆原升高、红细胞寿命缩短等症。

怎样诊断遗传性椭圆形红细胞增多症

血象：多为轻或中度，网织红细胞比例升高，在4%～10%。有些病例红细胞渗透脆性及自体溶血试验都可增加。血液中可出现各种畸形红细胞，如卵圆形、椭圆形、棒状至腊肠形，其中以椭圆形细胞为主，占25%～90%。国内学者指出超过25%有诊断意义。

蚕豆病有哪些诊断方法

蚕豆病的诊断方法分为G6PD活性筛选试验和定量测定两类。

① G6PD活性筛选试验：国内常采用：a. 高铁血红蛋白还原试验：正常还原率＞75%（脐血＞78%）；中度缺乏

(杂合体)74%~31%(脐血77%~41%);严重缺乏(纯合体或半合体)<30%(脐血<40%)。b. 荧光斑点试验:正常10分钟出现荧光;中度缺乏10~30分钟出现荧光;严重缺乏30分钟不出现荧光。c. 硝基四氮唑蓝纸片法:正常活性纸片呈紫蓝色;中度缺乏纸片呈淡紫蓝色;严重缺乏纸片仍为红色。

② G6PD活性测定:方法有多种,但各种测定结果均应低于正常平均值的40%。

怎样诊断珠蛋白生成障碍性贫血(地中海贫血)

血红蛋白常变动于40~100克/升,呈明显低色素性,血片中可见破碎红细胞以及靶细胞、有核红细胞、网织红细胞增多。

α珠蛋白生成障碍性贫血:血红蛋白电泳分析HbBart's可占80%~100%,含α链的血红蛋白HbA、HbA2、HbF缺如。

β珠蛋白生成障碍性贫血:血红蛋白电泳HbF>30%,是该病重要诊断依据。HbA多<40%。

怎样诊断自身免疫性溶血性贫血

自身免疫性溶血性贫血的贫血程度轻重不一。外周血涂片可见球形红细胞增多和数量不等的有核红细胞,网织红细胞增多。白细胞正常或轻度升高,偶可减少。血小板正常,如降低则提示Evans综合征。骨髓象中红系造血明显活跃，偶见轻度巨幼样变。发生再障危象时骨髓呈增生低下象，外周血全血细胞及网织红细胞减少。抗人球蛋白试验又称 Coombs 试验，有两种试验：a. 直接抗人球蛋白试验（DAT）阳性，见于 90％以上的病人。主要是抗 IgG 和抗 C3 型，偶有抗 IgA 型。b. 间接抗人球蛋白试验可为阳性或阴性。DAT 是诊断该病的经典实验室检查。血清胆红素升高，以非结合胆红素为主。急性溶血时结合珠蛋白降低并可出现血红蛋白血症、血红蛋白尿或含铁血黄素尿。尿胆原增多。

什么是 Coombs（康姆氏）试验

Coombs 试验分直接试验和间接试验两种。a. 直接试验是以病人的红细胞加抗人球蛋白血清后在 37℃温育，如果发生红细胞凝聚，表示红细胞表面存在 IgG 自身抗体或 C3。b. 间接反映是以正常的 O 型 Rh(-)的红细胞与病人的血清在 37℃温育，血清中自身抗体可被吸附于正常红细胞的表面，再以此红细胞做试验。如果红细胞发生凝集，表明病人的血清中存在较多的自身抗体。

什么是 Ham（汉姆）试验

阵发性睡眠性血红蛋白尿病人的红细胞膜有缺陷对补体溶血效应的敏感性增强而易于溶血。在实验室中，可将红细胞置于酸化（pH6. 4～6. 5）血清中的补体下，正常人红细胞不溶解，而阵发性睡眠性血红蛋白尿病人的红细胞发生不同程度的溶解，称为 Ham 试验阳性。

怎样诊断阵发性睡眠性血红蛋白尿

贫血几乎见于所有病人，多数程度严重，血红蛋白低于60克/升。通常呈大细胞性，若因溶血发作频繁，尿中丢失铁过多，可呈小细胞低色素性。血涂片有时可见有核红细胞和红细胞碎片。网织红细胞增多不像其他溶血性贫血那样明显。粒细胞通常减少，中性粒细胞碱性磷酸酶降低。血小板多为中至重度减少。约半数病人有全血细胞减少。

① 骨髓象：半数以上呈三系细胞增生活跃象，尤以红系造血旺盛为特征。形态学可有巨幼细胞样改变。不同病人或同一病人在不同时间检查，骨髓增生程度可有明显差别，有时可呈增生低下象。长期血管内溶血，尿丢失铁增加，造成机体缺铁，骨髓铁染色可见细胞内外铁减少。

② 尿液分析：血红蛋白尿发作时，尿隐血阳性。多数病人尿含铁血黄素试验（Rous 试验）呈持续阳性。溶血发作期间或前后可有轻度清蛋白尿。尿胆原轻度增加。

③ 酸化血清溶血试验：又称 Ham 试验，特异性高，是该病公认的确诊试验，但也可出现假阴性。应强调规范操作，设立阴性对照。a. 蔗糖溶血试验：又称糖水试验，敏感性高，但特异性较差，可用作筛选检查。b. 蛇毒因子溶血试验：方法简单可靠，比酸溶血试验敏感性高，较蔗糖溶血试验特异性高。c. 补体溶血敏感试验：用于测定病人红细胞对补体的敏感程度，区分不同的 PNH 红细胞群体。

④ 血细胞表型分析：该病血细胞膜上缺乏多种 GPI 锚连接蛋白，可通过特异性单克隆抗体和流式细胞术进行检测。最常选用抗 CD59 和 CD55 的单克隆抗体。病人外周

血和骨髓血细胞出现异常的 GPI 锚连接蛋白阴性细胞群体。

再生障碍性贫血与阵发性睡眠性血红蛋白尿会转化吗

阵发性睡眠性血红蛋白尿与再生障碍性贫血关系密切，可互相转化，均称为再生障碍性贫血-阵发性睡眠性血红蛋白尿症综合征（AA-PNH 综合征），兼有两者的临床特点。

患了溶血性贫血会有哪些特点

溶血性贫血有 3 个特点。

① 红细胞破坏增加：临床上病人有黄疸（皮肤、巩膜黄染），血清中间接胆红素增多。尿胆原增多。血浆中结合珠蛋白显著减少或消失，血浆中血红蛋白增多，血红蛋白排泄到尿中出现血红蛋白尿。

② 红细胞代偿增加：网织红细胞增多，周围血中出现幼红细胞，约 1%。严重溶血时，可见豪周小体和幼粒细胞。

③ 红细胞生成时间缩短：这是溶血性贫血最直接、最确实的依据，但检测困难，在临床中应用较少。

溶血性贫血病人都会有黄疸吗

溶血性贫血的病人不一定都有黄疸。是否会有黄疸取决于两个条件。第一取决于溶血的程度,即红细胞破坏的量的多少。如果红细胞破坏很多,则血中游离的胆红素明显增高。第二取决于肝脏清除胆红素的能力,肝脏清除胆红素的能力一般极强,若红细胞破坏不甚严重,也即溶血不严重,病人可没有黄疸;若肝功能减退,轻度的溶血也会有黄疸表现。

患了溶血性贫血会有危险吗

长期的高胆红素血症,病人可并发胆石症和肝功能损害。严重的急性血管内溶血可造成急性肾衰竭、休克及电解质紊乱等致命并发症,应予积极处理。

网织红细胞在溶血性贫血时会增高吗

溶血时,红细胞破坏,红细胞代偿性增生增加,网织红细胞增高大于5%,往往达10%以上。

患了慢性病性贫血需要进行哪些项目检查

① 外周血象为正细胞正色素性贫血或者小细胞低色素性贫血,红细胞形态正常或轻度中心区淡染,网织红细胞正常。

② 骨髓铁染色,红系细胞内铁减少。

③ 生化检查,血清铁减少、总铁结合力降低、血清转铁

蛋白受体正常、血清铁蛋白增高、血清促红细胞生成素降低。

患了骨髓病性贫血需要进行哪些项目检查

① 外周血象检查：贫血程度不一，大多是正细胞正色素性贫血。可见多染色性，嗜碱性点彩，异形或泪滴状红细胞，最突出表现是周围血液出现幼红细胞、幼粒细胞、甚至巨核细胞颗粒。白细胞和血小板高低不一。发病机制是由于肿瘤或炎症组织浸润骨髓，破坏了血液骨髓屏障，使幼稚细胞进入血液。另外，肝、脾和淋巴结的髓外造血，因后者缺乏屏障，也是血液中幼粒、幼红细胞的来源。

② 骨髓穿刺：常有干抽现象，骨髓涂片和活检可见原发疾病的表现，癌症转移时骨髓涂片可见成堆癌细胞。

③ 血清碱性磷酸酶水平升高。

④ X线骨骼摄片：有助于发现肿瘤转移灶和骨髓纤维化。

⑤ 放射性核素骨扫描：可以发现肿瘤转移灶。

患了急性失血性贫血需要进行哪些项目检查

急性失血早期仅有血容量急剧减少，外周血象的红细胞、血红蛋白和血细胞比容可仍在正常范围内。后随着血液稀释，逐渐下降，出血后2～3日最为显著。贫血是正常细胞和正常色素贫血。网织红细胞在急性失血后2～3日内开始升高，6～11日达高峰，但一般不会超过15%～

30%。白细胞也迅速增高，可达 10×10^9/升至 20×10^9/升，最高可达 35×10^9/升，主要是中性粒细胞增多，核左移，甚至出现幼粒细胞。血小板开始升高，个别可达 $1\,000\times10^9$/升。白细胞和血小板多在 3～5 日恢复正常，白细胞、血小板和网织红细胞持续升高者，必须排除潜在出血的可能。骨髓可呈增生象，主要是幼红细胞增生，呈正常幼红细胞型。约在出血停止后 10～14 日幼红细胞增生象基本消失。

患了慢性肝病性贫血需要进行哪些项目检查

① 外周血象检查：根据细胞形态，可分为大细胞性贫血、正常细胞性贫血和小细胞性贫血。小细胞性贫血多由失血引起，大细胞性贫血见于长期肝病病人。白细胞、血小板可降低。

② 血液生化检查，肝功能异常表现。

③ 凝血酶原时间延长，凝血因子，如因子Ⅱ、Ⅴ、Ⅶ等活性降低。

患了慢性肾病性贫血需要进行哪些项目检查

① 外周血象检查：呈正细胞正色素性贫血，有铁或叶酸缺乏时，可出现相应的细胞形态变化。半数病人出现钝锯齿形红细胞。白细胞和血小板一般正常。

② 骨髓增生减低，以红系减低为主。

③ 尿常规检查：可出现蛋白尿和血尿，比重相对固定。

④ 肾功能检查：血尿素氮、肌酐增高，内生肌酐清除率下降。

患了内分泌疾病所致贫血需要进行哪些项目检查

① 外周血象检查：贫血大多是正细胞正色素性贫血，合并有铁或维生素 B_{12}、叶酸缺乏时，可出现相应的细胞形态变化，呈小细胞低色素性或大细胞性贫血。有些艾迪生病（Addison 病）、西蒙病病人有淋巴细胞和嗜酸细胞增多。

② 骨髓可正常或增生低下。

③ 部分病人血清维生素 B_{12}、叶酸水平降低。

④ 血液中相关的激素水平发生变化，促激素也发生相应的变化。垂体功能不全，则有各种垂体激素或促激素水平下降。

患了胃肠道疾病所致贫血需要进行哪些项目检查

① 外周血象检查：由缺铁引起，贫血呈小细胞低色素；由维生素 B_{12}、叶酸缺乏引起，贫血呈大细胞性贫血；缺铁与维生素 B_{12}、叶酸缺乏同时存在，此时血象呈双相性或仅表现小细胞低色素贫血，经铁剂治疗后出现大细胞性贫血。

② 骨髓穿刺：可见缺铁性贫血或巨幼细胞贫血的骨髓象。

③ 血清铁和血清铁蛋白下降，总铁结合力增高，血清维生素 B_{12}、叶酸水平降低。

患了妊娠期贫血需要进行哪些项目检查

①·外周血象检查：血红蛋白 <100 克/升，血细胞比容 <30%。生理性贫血为正细胞正色素性贫血；缺铁时为小细胞低色素性贫血；若同时合并叶酸或维生素 B_{12} 缺乏，可为正细胞正色素性贫血；巨幼细胞性贫血时，血片中可见大红细胞和中性粒细胞分叶过多现象。

② 骨髓增生活跃，缺铁性贫血时铁染色细胞内外铁均减少；巨幼细胞性贫血时可见血细胞有巨幼变。

③ 血清铁和血清铁蛋白减少，血清总铁结合力增加。

④ 血清叶酸或维生素 B_{12} 水平降低。

患了骨髓增生异常综合征血象会有哪些变化

几乎所有的骨髓增生异常综合征病人有不同程度的红细胞及血红蛋白减少，或合并白细胞的减少，或合并血小板的减少，或三系细胞均不同程度的减少。外周血有的可见幼红细胞，偶见巨大的血小板，比例较少的原幼粒细胞。

患了骨髓增生异常综合征一定要做骨髓穿刺检查吗

骨髓增生异常综合征常表现贫血，即红细胞、血红蛋白下降并有白细胞或血小板的减少，有的病人外周血可见幼红、幼粒细胞。这些变化也可发生在白血病或溶血性贫血的病人，所以一定要通过骨髓穿刺涂片检查了解造血“工厂”（骨髓腔）内产出的各类细胞的产量与质量，加上必要的组织化学染色作出诊断。

骨髓增生异常综合征病人为何需做骨髓活检

骨髓涂片检查可显示单个细胞，经过推涂，使细胞展开，易于观察整个细胞的形态及内部结构。骨髓活检切片显示组织学的结构，易于确定造血组织的增生程度，血窦及毛细动脉的变化，网状纤维是否增生，有利于观察有无病态巨核、有无异常定位灶，简称 ALIP。ALIP 的有无与骨髓及血中原幼粒细胞的多少有关，对诊断骨髓增生异常综合征及分型有一定的参考价值。只有将这两种方法结合使用，可使骨髓增生异常综合征的诊断更确切。

骨髓增生异常综合征骨髓活检病理检查有哪些特征

骨髓活检病理的骨髓切片可见：

① 红系：小梁旁或骨小梁表面检出处于同一发育时段的幼红细胞簇，即同期幼红细胞岛。

② 粒系：5～8 个以上原始与早幼粒细胞不是沿骨内膜分布，而是成簇状聚集于骨髓腔的中央，即称幼稚前体细胞异常定位（ALIP），≥3 处/立方毫米面积为 ALIP 阳性。低危型时约 50％的病例存在 ALIP，高危型时 100％病例有 ALIP 阳性。

③ 巨核系：多形性明显，胞体大小不一，微巨核和巨大巨核细胞易见。易向骨小梁旁区和骨小梁表面转位。且成簇分布常见。

病态造血一定是骨髓增生异常综合征吗

答案是否定的。病态造血既可见于骨髓增生异常综合征，也可以继发于其他多种疾病，如急性白血病发作时及缓解期，慢性粒细胞白血病、原发性血小板增多症、恶性组织细胞增多症、多发性骨髓瘤、慢性乙醇中毒、HIV 感染、营养缺乏（如维生素 B_{12}、叶酸或铜的缺乏），以及接触某些毒物等，均可能有三系细胞的病态造血。所以对于血细胞病态造血，一定要谨慎判断、深入鉴别，方能作出明确的 MDS 诊断。

RA 亚型与纯红细胞障碍性贫血应怎样鉴别

RA 亚型与纯红细胞障碍性贫血两者区别的要点在于：骨髓象骨髓增生异常综合征的 RA 亚型增生活跃，并有病态造血，特别红系增生明显，网织红细胞正常。而纯红再障增生正常或低下，特别是红系增生明显低下，分类中甚少有红系细胞，淋巴细胞相对增多，网织红细胞低下，用糖皮质激素和司坦唑醇（康力龙）或十一酸睾酮（安雄）、环孢菌素A（CsA）等治疗可取得明显疗效。而骨髓增生异常综合征的 RA 亚型用同样的方法治疗效果不显著。

低增生型骨髓增生异常综合征与再生障碍性贫血应怎样鉴别

对于增生减退型 MDS 需注意与再生障碍性贫血(AA)进行鉴别:

① 首先仔细阅读血片和骨髓涂片的红细胞形态,MDS 巨大椭圆形红细胞增多,大小不均与异形,嗜多色性和点彩红细胞显著,再障则不显著。

② 再障的骨髓活检病理切片内无微巨核、小巨核细胞,也无巨核细胞多形性和易位。

③ 再障的骨髓活检病理切片内无 ALIP,Gomori 染色(－～±)。

④ 再障的骨髓穿刺涂片无三系病态造血表现。

⑤ 低增生型 MDS 骨髓涂片 PAS 染色可见幼红细胞呈 PAS 阳性,再障则无。

⑥ 40%～50%的 MDS 病人有染色体的异常,AA 一般无。

何谓骨髓增生异常综合征 FAB 分类

1982 年,法国、美国、英国(FAB)协作组的血液病专家根据血象和骨髓象中的原始细胞数量、骨髓内环状铁粒幼细胞的多寡以及外周血单核细胞的增多与否,将骨髓增生异常综合征(MDS)分成 5 种亚型:a. 难治性贫血(RA);b. 伴环状铁粒幼细胞增多的难治性贫血(RARS);c. 原始细胞过多的难治性贫血(RAEB);d. 转化中的原始细胞过多的难治性贫血，简称 RAEB-T；e. 慢性粒细胞-单核细胞白血病（CMML）。

FAB 的 MDS 分类

亚型	骨髓原始细胞	外周血原始细胞	备　　注
RA	<5%	<1%	环状铁幼粒细胞 <15%
RARS	<5%	<1%	环状铁幼粒细胞 >15%
RAEB	5%～19%	<5%	
CMML	0%～19%	<5%	外周血单核细胞 >1.0×10^{9}/L
RAEB-T	20%～29%	>5%	

何谓骨髓增生异常综合征的世界卫生组织（WHO）分类

随着 MDS 研究的不断深入，血液和病理学工作者们发现，FAB（法-美-英）协作组单纯以细胞形态学的分型方法存在不少争议之处，于是世界卫生组织（WHO）提出了最新的 2008 年骨髓增生异常综合征的分型标准（见下表）。

MDS 的 WHO 2008 分型

疾病类型	外周血	骨　　髓
难治性血细胞减少伴单系发育异常（RCUD） 难治性贫血（RA） 难治性中性粒细胞减少（RN） 难治性血小板减少（RT）	单系细胞减少或两系细胞减少 无原始细胞或罕见（<1%），单系别发育异常：一个髓系细胞中发育异常的细胞≥10% 原始细胞<5% 环状铁粒幼细胞<15%	

（续表）

疾病类型	外周血	骨　髓
难治性贫血伴有环状铁粒幼细胞(RARS)	贫血 无原始细胞	环状铁粒幼细胞≥15% 仅有红系发育异常 原始细胞<5%
难治性血细胞减少伴有多系发育异常(RCMD)	血细胞减少 无原始细胞或罕见(<1%) 无 Auer 小体 单核细胞<1×10^9/L	髓系中≥2个系别中发育异常的细胞≥10%（中性粒细胞和(或)红系祖细胞和(或)巨核细胞） 骨髓原始细胞<5% 无 Auer 小体 环状铁粒幼细胞±15%
难治性贫血伴有原始细胞过多-I(RAEB-I)	血细胞减少 原始细胞<5% 无 Auer 小体 单核细胞<1×10^9/L	1系或多系发育异常 原始细胞5%~9% 无 Auer 小体
难治性贫血伴有原始细胞过多-II(RAEB-II)	血细胞减少 原始细胞5%~19% 有或无 Auer 小体 单核细胞<1×10^9/L	1系或多系发育异常 原始细胞10%~19% 有或无 Auer 小体
MDS 不能分类(MDS-U)	血细胞减少 原始细胞≤1%	1系或1系以上髓系中发育异常的细胞小于10%但有可作为 MDS 诊断的推定证据的细胞形态学异常 原始细胞<5%
MDS 伴有单纯 del(5q)	贫血 血小板数正常或增高 无原始细胞或罕见(<1%)	巨核细胞数正常或增加伴有核分叶减少 原始细胞<5% 单纯 del(5q) 无 Auer 小体

何谓国际预后积分系统(IPSS)

国际预后积分系统（IPSS）首先由 Greenberg 等在

1997 年提出。通过采用骨髓原始细胞百分率、染色体异常,以及血细胞减少系列这 3 个变量,对 MDS 病人的危险度做出估计(详见下表)。

国际预后积分系统(IPSS)

预后参数	0	0.5	1.0	1.5	2.0
骨髓原始细胞(%)	<5%	5%~10%	—	11%~20%	21%~30%
染色体核型	良好	中间	不良	—	—
血细胞减少	0~1 系	2~3 系	—	—	—

以上各种不同预后亚组可以估计病人的中位生存期(年)和向 AML 转化的中位时间(年)。

危险度评分

危险度分组	评分	进展为 AML 比率	25% 转化为 AML 中位时间	中位生存时间
低危	0	19%	9.4 年	5.7 年
中危-1	0.5~1.0	30%	3.3 年	3.5 年
中危-2	1.5~2.0	33%	1.0 年	1.2 年
高危	≥2.5	45%	0.2 年	0.4 年

诊断老年人贫血有哪些标准

关于我国健康老年人红细胞数和血红蛋白量的正常值尚无统一标准。一般认为健康老年人的红细胞数和血红蛋白量在男女之间差别不大,与非老年人相比常处于中年人的正常低限,故血液学学者考虑以红细胞数低于 3.5×10^{12}/升、血红蛋白量低于 110 克/升、红细胞比容低于 35% 为老年人贫血的暂定诊断标准。也有的学者并不同意将老年人另立贫血诊断标准，认为老年人仍应按成年人的标准诊断贫血，以免漏掉重要的疾病。

诊断老年人贫血应注意些什么

诊断老年人贫血时应注意以下几点：老年人常见的心悸、气短、呼吸困难等症状不仅可见于贫血，也可见于心、肺疾病，故有时漏诊。老年人患贫血时易伴神经精神症状，如神志淡漠、精神错乱、幻觉、兴奋、妄想、消沉等，容易误诊为老年人精神病。老年多有一些潜在性疾病，要注意由此而掩盖了贫血的固有症状被混淆。老年人也易患恶性血液病，如多发性骨髓瘤、恶性淋巴瘤、白血病或由于肝或肾等疾病引起的贫血，应提高警惕。

新生儿出生时即有贫血，属哪种贫血

新生儿出生时即有贫血要想到胎—母之间或胎—胎之间输血，即胎儿的血进入母体或双胎之一的血进入另一胎儿。这样的双胞胎出生的时候，一个是白脸（苍白），一个是红脸。

出生 1～2 日发生贫血和黄疸，属哪种贫血

出生 1～2 日发生贫血和黄疸很可能是新生儿溶血症，即新生儿 ABO 溶血症或 Rh 溶血症。

出生后2~3个月内发生贫血，最常见是什么原因

出生后2~3个月内发生贫血最常见的原因是生理性贫血。这时候红细胞增生减低，再加上体重增长最快的阶段，血容量扩充很多，红细胞被稀释。

6个月至2岁发生贫血，最常见是什么原因

6个月至2岁贫血最常见的是营养性缺铁性贫血，其次是营养性巨幼红细胞贫血。主要是未能及时添加辅助食物，导致铁缺乏或维生素B_{12}、叶酸缺乏。

单纯母乳喂养和人工喂养分别易患何种贫血

单纯母乳喂养，母亲为素食者或单纯羊乳喂养易患营养性巨幼红细胞贫血。维生素B_{12}来源于动物食品，母亲素食，母乳中缺乏维生素B_{12}，羊乳中缺乏叶酸，所以易患营养性巨幼红细胞贫血。人工喂养又未添加辅食，常见营养性缺铁性贫血。

小儿患贫血时为什么要注意心慌气促

红细胞的任务是向全身各脏器组织运送氧气，并将组

织细胞代谢产生的二氧化碳送到肺部呼出体外。正常人血液中红细胞有一定数量,每微升中有 400 万 ~ 500 万个。贫血意味着血中的红细胞数量减少(缺铁性贫血时红细胞体积也减小),运输氧的能力降低,人就会感到氧不够用。为了弥补不足,只得加快血液的周转,也就是通过加快心脏的搏动来实现加速血液循环。与此同时,也加快呼吸次数,以便吸进更多的氧气。所以,人感到心慌气促,这叫作代偿功能。代偿能力是有一定限度的,所以贫血病人稍事活动便感到乏力。贫血严重的病人还可以发生心力衰竭,是由于长期心脏搏动加速又得不到足够的氧气补充,引起"心力交瘁"。

贫血病人

应掌握

哪些基础医学知识

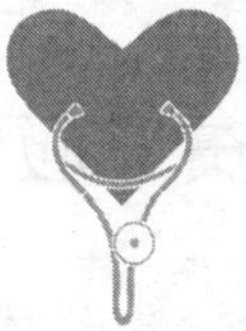

姓名 Name ____________ 性别 Sex ______ 年龄 Age __________

住址 Address ______________________________

电话 Tel ______________________________

住院号 Hospitalization Number ______________________________

X 线号 X-ray Number ______________________________

CT 或 MRI 号 CT or MRI Number ______________________________

药物过敏史 History of Drug Allergy ______________________________

贫血有哪些特定的含义

贫血不是单一的疾病，贫血是多种原因导致红细胞和血红蛋白减少的综合征。因此贫血的诊断不能只停留在红细胞或血红蛋白减少，要尽可能寻找其原因。查明原因，治疗方有针对性，否则盲目治疗或许无效，或许有害。

贫血应怎样根据形态分类

贫血的形态分类见下表：

项　目	平均红细胞体积 MCV(fl)	平均红细胞血红蛋白含量 MCH(pg)	平均红细胞血红蛋白浓度 MCHC(%)
正　常	80~94	28~32	32~38
大细胞性	>94	>32	32~38
正细胞性	80~94	28~32	32~38
小细胞正色素性	<80	<28	32~38
小细胞低色素性	<80	<28	<32

注：fl(飞升) = 10^{-15}升；pg(皮克) = 10^{-12}克。

如果做外周血常规检验，报告单上都会有上述 3 个数据。如果贫血，对照这 3 个指标，可以知道属于何种类型贫血。但还不能确定是何种原因引起的贫血，其意义在于能指出贫血原因的大致方向。例如，小细胞低色素性贫血很可能是缺铁性贫血，大细胞性贫血很可能是巨幼红细胞性贫血。确定贫血原因还需按病因分类去寻找。

红细胞形态异常有什么意义

① 正常红细胞：正常成熟红细胞是中心凹陷的圆盘形，就像2只底和底相对的圆盘合在一起。从正面看，是圆形，周围色深，中心色淡；从侧面看，好像两端鼓，中间细的哑铃。这种形状的好处是比较柔软，通过毛细血管时能够变形，便于通过，并给体积增大留有余地，使红细胞对外界环境变化有一定的抵抗力，不易破坏。成熟红细胞因含有血红蛋白，是红色的。红细胞之所以能携带氧气，就是因为有血红蛋白。

② 幼稚红细胞：在幼稚阶段的红细胞是有核的，到成熟时，红细胞脱去细胞核，才释放到血液中来。外周血中幼稚红细胞可见于新生儿、重度贫血或溶血，但数量多时应考虑病理性。

③ 异形红细胞：红细胞的形态呈球形、椭圆球形、泪滴形、镰刀形等，常常提示是某种先天性红细胞膜缺陷或血红蛋白异常的存在。正常红细胞直径有一定范围，过大过小可能是某些贫血的表现。

红细胞寿命有多长

正常红细胞寿命：为80～120日，逐渐衰老死亡由骨髓新生的红细胞所替代。红细胞寿命缩短：在红细胞形态异常、血红蛋白异常或红细胞膜有缺陷时，红细胞容易被破坏而寿命缩短，多见于溶血性贫血时。在遭受感染、物理化学因素损伤时也可寿命缩短。

贫血应怎样根据病因分类

贫血的病因分为3类。

1. 红细胞生成不足

① 造血物质缺乏：如营养性缺铁性贫血、营养性巨幼红细胞性贫血。

② 骨髓造血功能障碍：如先天性再生低下性贫血、再生障碍性贫血、慢性感染性贫血、慢性肾性贫血、恶性肿瘤。

2. 溶血性贫血

① 红细胞内在缺陷：a. 红细胞膜缺陷：如遗传性球形红细胞增多症、阵发性睡眠性血红蛋白尿。b. 红细胞酶缺陷：如葡萄糖-6-磷酸脱氢酶（G6PD）缺陷、丙酮酸激酶（PK）缺陷、己糖激酶（HK）缺陷。c. 血红蛋白异常：珠蛋白合成障碍称为地中海贫血，血红蛋白分子结构异常称为异常血红蛋白病。

② 红细胞外在因素：a. 免疫性：新生儿Rh溶血病、新生儿ABO溶血病、自身免疫性溶血性贫血。b. 非免疫性：药物、化学毒物、物理因素、感染（疟疾、肺炎支原体）。

3. 失血性

① 急性：外伤大出血、出血性疾病。

② 慢性：溃疡病、钩虫病、肠息肉、特发性肺含铁血黄素沉着症等。

两种贫血分类方法各有哪些优缺点

形态分类比较简单易行，可以初步推测贫血的原因，但不能确定病因。病因分类有利于找出贫血的原因，只有找出病因，治疗才能有的放矢，但需要有一定的设备条件。临床上常将两种分类方法相结合，互相补充，以便最后确定贫血的病因，以利于治疗。举个例子来说：钩虫病引起的贫血形态上属于小细胞低色素性贫血，和缺铁性贫血的红细胞形态一样，但就其原因来说，属于慢性失血性贫血。失血是由于钩虫吸血并导致流血所致。如果只补铁，不解决根本问题。只有查到钩虫卵，服驱虫药，从源头上止住慢性失血，再补充铁剂，贫血就治好了。

贫血只会影响红细胞吗

多数贫血只影响红细胞：如营养性贫血和纯红细胞再生障碍性贫血：血液中减少的主要是红细胞。有些贫血三系血细胞都减低：如骨髓造血功能障碍引起的贫血以及叶酸和维生素 B_{12} 缺乏时，白细胞和血小板也会受到影响，同时减少。有些贫血白细胞和血小板反而可能增高。如营养性或溶血性贫血，骨髓造血功能正常，由于骨髓代偿功能的作用，有时白细胞和血小板增高。

何谓缺铁性贫血

缺铁性贫血是体内可用来制造血红蛋白的储存铁已被用尽、红细胞生成障碍时所发生的贫血。在红细胞的产生受到限制之前，体内铁的储存已耗尽，这时发生贫血是铁缺乏的晚期阶段。这种贫血的特点是骨髓、肝、脾及其他组织中均缺乏可染色铁，血清铁蛋白、血清铁浓度和血清转铁蛋白饱和度均降低，属于小细胞低色素性贫血。缺铁是世界上引起贫血的最常见的原因，缺铁性贫血是最多见的贫血，普遍存在于世界各国、各民族中，发生于各年龄组。在育龄妇女（特别是孕妇）和婴幼儿中发病数很高。在钩虫病流行地区，如桑、棉、麻种植地区，缺铁性贫血多见且较严重。

正常人对铁的需要量是多少

健康人对铁的需要量视年龄和男女生理状态不同而有差别。在正常情况下，由于身体很少排泄或丧失铁，代谢后释放出来的铁仍可被利用，所以正常男子和绝经后的妇女只需从食物中即可补偿每日所丧失的微量铁。但是婴儿、儿童和青少年生长快，必须吸收足够的铁以供生长需要，青年妇女月经期失血，孕妇和哺乳期妇女需铁更多。发育期的婴儿、儿童、青少年和育龄期的妇女，铁的需要量较大。据估计，婴儿的每日食物中需供铁量不少于 10 毫克，儿童不少于 5 毫克，月经期妇女不少于 20 毫克，孕妇不少于 30 毫克，成年男子及绝经的妇女不少于 10 毫克。

人体所需的铁主要来源于哪里

在正常情况下人体所需要的铁来源于食物。多数食物（除脂肪、油类）中都含有少量铁。铁含量较丰富的食物有海带、发菜、紫菜、木耳、香菇、动物肝脏、肉类、血、豆类等。人乳、牛乳或羊乳含铁量很低。谷类食物如米、面、乳儿糕等含铁量也很低，且所含磷酸和肌醇-6-磷酸能与铁形成复合物，使铁不易被吸收。所以 8 个月以上的婴儿，如果仍以乳类或谷类食物为主要营养，而未及时增添蛋黄、肝、肉类等食物，常发生缺铁性贫血。大多数水果和蔬菜中含铁量较低。胎儿体内的铁由母体供给。患有贫血的病人需要的铁来源于药物性铁和输血。

人体是怎样吸收铁质的

正常人体铁的吸收主要在十二指肠及空肠上段。十二指肠及空肠上段对铁的吸收率最高，小肠的较远端吸收较少。正常成年人每日从一般食物中摄入15～30毫克铁，吸收率为5%～10%，吸收量约每日1毫克。铁的吸收程度与食物种类有关，动物食物中的铁20%～25%能被吸收，植物中的铁的吸收率 <5%；人奶内铁较牛奶中铁易吸收。铁的吸收量决定于体内储存量及红细胞生成速度。当体内铁的储存消失、红细胞生成加速时，铁的吸收量增多；相反，当体内铁的储存过多、红细胞生成减少时，铁的吸收减少。女性吸收铁量较多，可能与铁储量较少有关；青少年处于生长发育阶段，吸收铁量较多；老年人吸收铁能力明显减退。某些病理状态，如血色病、肝硬化，铁吸收增多；感染、营养不良等，铁吸收减少。

缺铁性贫血主要有哪些病因

缺铁性贫血常由膳食摄入不足、吸收不良、失血、多次妊娠和儿童的迅速生长等因素造成。缺铁性贫血可发生于下列几种情况。

① 铁的需要量高而摄入不足：生长快速的婴儿、青少年、有月经或在妊娠期或哺乳的妇女，铁的需要量高，如果饮食中缺少铁，易致缺铁性贫血。人乳、牛乳或羊乳铁的含量均很低，如果8个月以上的婴儿以乳类或谷类食物为主

要营养而未及时增添蛋黄、肝、肉类等食物，常发生缺铁性贫血。月经过多、多次妊娠和哺乳是妇女中最多见的缺铁原因。

② 铁的吸收不良：胃次全切除手术的病人，术后由于食物迅速进入空肠，没有经过对铁吸收率最高的十二指肠，以致食物中的铁没有很好被吸收，储存铁被用完后，可出现缺铁性贫血。

③ 铁丢失增加：失血，尤其是慢性失血，是缺铁性贫血最多见、最重要的原因，如消化道溃疡、癌、钩虫病、食管静脉曲张出血、痔出血等。妇女月经丢失、多次妊娠而无铁补充是妇女常见的缺铁原因。男性及绝经后妇女的铁缺乏除非证实有其他原因，一般应考虑是失血所致。

哪些人易患缺铁性贫血

生长快速的婴儿和青少年，由于铁的需要量高，如果饮食中缺少铁，易引起缺铁性贫血。青年妇女月经来潮后由于月经失血，若长期食物含铁不足，也易患缺铁性贫血。妊娠时，要供应胎儿、胎盘和母体的血红蛋白量增加，需铁较多；哺乳期间每日从乳汁中丧失的铁 0.5～1 毫克，故月经过多、多次妊娠和哺乳是妇女中最多见的缺铁原因。曾经胃全切除手术的病人，术后由于食物迅速进入空肠，有些食物没有经过十二指肠，以致食物中的铁没有很好地被吸收，数年后可出现缺铁性贫血。长期严重腹泻也可以引起缺铁性贫血。失血，尤其是慢性失血，是缺铁性贫血最多见、最重要的原因。患有溃疡病出血、钩虫病、食管静脉曲张出血及痔疮出血的病人均易患缺铁性贫血。另外，长期素食、偏食的人，患有慢性疾病的人均可导致缺铁性贫血。

为什么老年人易患缺铁性贫血

缺铁性贫血是老年人贫血中最常见的一种，发病率较高，有报道占36%~66%。引起老年人缺铁性贫血的原因有以下几种：a. 老年人由于牙齿脱落、咀嚼困难、进食固体食物少、胃肠功能减退、胃黏膜萎缩、胃酸减少，造成食欲减退，摄入铁不足。b. 做过胃切除或胃肠吻合的老年病人，手术后胃酸减低，二价铁易被氧化为三价铁；加之因手术所致的短路使食物在铁易吸收的十二指肠空肠部位滞留时间短，影响铁的吸收，手术后数年，当体内储存铁耗尽会出现缺铁性贫血。c. 老年人易患痔疮、肛裂、胃肠道癌肿，造成慢性失血，这常是引起老年人缺铁性贫血的原因。尤其是盲肠癌肿，在症状出现前常已有较长时间的隐匿性失血。老年妇女由于年轻时月经和分娩，到老年时铁储备极低，容易产生缺铁性贫血。近年来，阿司匹林作为抗凝药在老年人中普遍应用，有人发现该药长期服用可诱发慢性失血性胃炎，这也是部分老年人慢性失血的一个原因。老年人的缺铁性贫血大多是继发的。在治疗时，除补充铁剂外，要尽可能查明原发性疾病，去除原发病。

老年人患缺铁性贫血会有哪些常见原因

老年人的缺铁性贫血大都是继发的，随着原发病的治疗，贫血也有改善。但是缺铁的原因有时很明显，有时很隐蔽。值得引起重视的是在老年人缺铁性贫血原因不明显时，应记住各种不同原因的慢性失血是最多见的原因。特别是消化道出血，这种出血很多时候较为隐蔽，不易引起病人注意，且有可能出血是间歇性的，不能以 1～2 次大便潜血阴性来排除消化道出血的可能。在已证实有消化道出血的病人，应不失时机地选择内镜检查，以尽快明确出血的部位和性质，明确出血的原因，溃疡病、消化道癌肿、痔、憩室病、食管裂孔疝、结肠息肉都是老年人常见的失血原因。高龄不是内镜检查的禁忌证，只要没有严重的心、肺疾病都可考虑选择此项检查。对老年病人，及时治疗原发疾病比治疗贫血更重要。

小儿体内的铁是从哪里来的

成人体内的铁从饮食获得，食物是唯一的铁的来源，小儿期略有不同。

胎儿时期，体内的铁由母亲通过胎盘提供，胎儿从母亲获得铁以孕期最后 3 个月最多，约每日 4 毫克，足月儿来自母体的铁大约每千克体重 75 毫克，足够出生后 3～4 个月之用。这些铁储备除用于造血外，储存在胎儿的骨髓和肝脏中备用。

出生后，铁需要从饮食中获取，富含铁的食品有蛋黄、动物血、肝类、瘦肉、豆制品等。

孕妇患缺铁性贫血会传给胎儿吗

胎儿从母亲获得铁，这是个主动过程，即使母亲自身缺铁，胎儿也一样能得到铁的补充。孕母患轻度缺铁性贫血，胎儿不会缺铁，所以，孕母曾被称为“无私的母亲”。但一旦母亲患了中重度缺铁性贫血，其自身储铁能力上升，胎盘的转运铁能力下降，供给胎儿的铁就会减少，使胎儿体内储铁减少。婴儿出生后会较早发生缺铁性贫血。

小儿每日需要多少铁

人体对铁的需要量不大，每日成人只要从食物摄取铁1～2毫克已够需要。小儿由于生长发育需要，铁的需要量相对较多:4个月～3岁每日需要量约每千克体重1毫克，早产儿更多，约每千克体重2毫克/日。

铁的吸收率因食物种类而异，在计算铁的摄入量时要注意食物的品种。乳类含铁量少，牛乳约0.5～1毫克/升，吸收率2%～10%；人乳约1.5毫克/升，高于牛乳，缺铁时人乳铁吸收率可增高达50%。谷类和蔬菜类铁的吸收率很低，只有1%左右；肉类食品铁的吸收率高，可达10%～22%。蛋黄的铁吸收率也较差，但因含量丰富，仍不失为婴儿供铁的重要来源。各年龄小儿每日摄入铁以不超过15毫克为宜，不宜过多。

小儿为什么容易发生缺铁性贫血

小儿容易发生营养性缺铁性贫血，尤其是婴幼儿时期。

① 先天储铁不足：小儿从母体获得的铁和出生后红细胞破坏所释放的铁，只够出生后3～4个月造血之用。如果母亲怀孕期间严重缺铁、早产儿、出生体重低下或者出生后未及时添加富含铁的辅食，容易缺铁。

② 后天补铁不足：婴儿大多是乳类喂养，人奶和牛奶含铁很少，吸收率又较低，如果没有及时添加含铁的辅食，容易缺铁。

③ 生长发育迅速：婴幼儿生长发育快，尤其是婴儿期，满1岁时体重增加到出生体重的3倍，血容量相应增加，需要合成更多的血红蛋白，对铁的需要更高。青春期是小儿生长发育第二个增快期，对铁的需要同样更高，这时铁的供应不足就会缺铁。

④ 长期慢性失血：可引起铁的丢失过多。正常婴儿在出生后2个月内，经粪便排出的铁超过食物中吸收的铁，小儿还常有消化道疾病引起慢性出血（如肠息肉、膈疝、胃肠炎等）以及钩虫感染，都会引起铁的丢失。每失血1毫升即会丢失铁约0.5毫克。

为什么早产儿更易患营养性缺铁性贫血

① 体内储铁少：胎儿从母体获得铁最多的时期是怀孕最后3个月，早产儿不到足月即提前出生，未能获得足够的铁储备。

② 生长发育速度快：出生以后，为了让孩子在1岁左右赶上足月儿正常健康标准（叫“追赶生长”），其生长发育速度快，体重和血容量增加速度也快。到一岁时，足月儿的体重为出生时的3倍，而早产儿却要增加4～5倍。因此，早产儿血容量增加的速度比足月儿更快，需要的铁也更多。铁的需要相应增多，而铁的储备却偏少。如果不及时补充铁的摄入，早产儿会更早地发生缺铁性贫血，一旦发生往往程度也更重。

③ 造血因子不足：早产儿体内红细胞生成素（EPO）产生不足，促进贫血的发生。

农村小儿发生缺铁性贫血为何比城市小儿更多见

主要是营养条件相对较差。我国目前农村小儿的营养条件大多不如城市小儿，因此铁的摄入较城市小儿为少；喂养知识相对较少；不懂得如何给婴儿及时添加辅助食品，导致缺铁；感染钩虫的机会较城市小儿多，慢性少量失血的机会也就增多。铁的摄入不足和铁的丢失增多，成了农村小儿更容易患营养性缺铁性贫血的原因。相对而言，城市小儿营养条件较好，但是饮食营养不均衡的情况仍然普遍，饮食中缺铁的现象也仍然普遍，必须重视。

为什么钩虫病也能引起缺铁性贫血

钩虫寄生于人的小肠中，以吸血为生，寿命可达 3～5 年或更长。它先咬破肠黏膜并分泌抗凝血物质，使吸附点创口不断流血，还经常更换吸附点。每条钩虫每日可导致失血 0.1～0.4 毫升。长期少量失血使体内储备的铁消耗殆尽，从而导致缺铁性贫血。小儿的体重轻，血容量少，发生贫血更快更重。这种贫血的临床表现、红细胞形态与营养性缺铁性贫血一样，但治疗不尽相同。首先要驱虫，去除贫血的病因，不再失血；同时补充铁剂，供给造血原料，贫血才能逐步纠正。

感染会引起贫血吗

① 急性感染：病程短，除了伴有出血或溶血症状，一般不会引起贫血。

② 慢性感染：常可以引起贫血，原因有：a. 慢性感染小儿病程迁延，食欲减退、摄入减少；b. 慢性感染后机体消耗增加，营养素不足影响造血；c. 感染病原和毒素也能抑制造血功能。此外，某些病毒感染能引起再生障碍性贫血；钩虫感染引起慢性失血性贫血已为人所熟知，不再重复了。

慢性病会引起贫血吗

慢性病一般指慢性炎症、肿瘤和慢性感染等。慢性病能引起贫血，原因很多，包括：a. 红细胞寿命缩短；b. 某些造血因子不足如红细胞生成素等；c. 骨髓对贫血的代偿不足；d. 铁的代谢异常等。这些因素能使人体的红细胞生成减少、破坏增加，从而引起贫血。在小儿期比较少见。

父母有贫血会遗传给子女吗

在小儿贫血中，有少数属于遗传性疾病，与家族因素有关。如先天性纯红细胞再生障碍性贫血、海洋性贫血、红细胞酶缺陷、血红蛋白病、遗传性球形红细胞增多症、范可尼贫血等。

在有些情况下，父母有贫血，小儿也有贫血，这是因为生活环境、饮食营养条件相同引起,不是遗传因素所致,如某些营养性贫血。应该区分开来。

"生理性黄疸"会引起贫血吗

新生儿"生理性黄疸"是指单纯由于新生儿胆红素代谢特点引起的暂时性黄疸。新生儿由于红细胞体积较大、寿命较短、产生的胆红素相对较多,但肝脏处理、转换、清除胆红素的能力不成熟,所以在新生儿早期血中的胆红素浓度较高可引起暂时性黄疸。大约60%的足月儿和80%的早产儿在出生后第一周可出现黄疸,这叫作"生理性黄疸"。

临床表现:出生后第2、3日出现黄疸,第4~6日达高峰。足月儿在出生后2周消退,早产儿在出生后3~4周消退,精神食欲等表现都正常。"生理性黄疸"不会引起贫血,也不需治疗,但要和病理性黄疸鉴别(如溶血、肝脏疾病等)。如果黄疸持续不退,或者程度较深,小儿有不适的表现或出现贫血,应该到医院去检查是否属于病理性黄疸,以达到早期诊断、早期治疗的目的。

什么是再生障碍性贫血

再生障碍性贫血(Aplastic anemia,AA),简称再障,是物理、化学、生物因素及不明原因引起骨髓造血干细胞衰竭、造血微环境受损或造血干细胞免疫抑制,导致以全血细胞减少为特征的一种综合病症。病理表现为红骨髓总容量减少,骨髓脂肪化。临床上表现为出血、感染和贫血,病情严重程度不一。

何谓纯红细胞再生障碍性贫血

纯红细胞再生障碍性贫血(Pure red cell aplasia, PRCA),简称纯红再障。顾名思义,是只有骨髓单纯红系细胞增生和分化抑制为特征的一组贫血。临床上以贫血为主要表现。它和再障的主要区别在于纯红再障的粒细胞和巨核－血小板生成不受影响,白细胞计数、分类,血小板计数正常,骨髓中粒系及巨核系造血正常。先天性纯红再障(Diamond-Blackfan 综合征)多发生在 1 岁半以下小儿,可合并轻度畸形。后天获得性 PRCA 病因可能与胸腺瘤、自身免疫性疾病、肿瘤性疾病等有关。

什么是范科尼贫血

范科尼贫血是较罕见的常染色体隐性遗传性全血细胞减少症。发病机制是由于 DNA 内切酶异常妨碍了 DNA 的自然修复,导致染色体畸变。该类病人从小智力低下,体格矮小,生殖器发育不全,并随年龄增长逐渐出现发育停滞现象,合并有显著的多发性先天性畸形,如拇指或桡骨发育不全或缺如,多指、并指、桡骨畸形、尺骨畸形、脚趾畸形,小头颅、眼裂小、斜视、耳聋、肾脏畸形以及先天性心血管畸形。约 3/4 有皮肤色素沉着。全血细胞减少多发生在 3～12 岁,仅少数在出生后几个月或 20 岁后发病。部分病人有家族史和家族中近亲婚姻史。10%～30%的父母为近亲结婚。该病病人染色体异常的发生率、白血病或实体瘤的发生率明显升高。

只有血象和骨髓象异常而无先天畸形者，称为 Estren-Dameshek 综合征。

再生障碍性贫血发病会有哪些特点

再生障碍性贫血是一种少见且严重的疾病，发病率为(0.7～1)/10 万。再障可发生于任何年龄。流行病学调查表明，老年期存在明显的慢性再障发病率高峰，男性高峰在 60 岁以后，女性高峰在 50～59 岁。女性 10～19 岁另有一较明显的发病率高峰。

什么是造血干/祖细胞

造血干细胞(Hemapietic stem cell，HSC)由胚胎期卵黄囊的中胚层细胞衍生而来。HSC 相继移行至胚胎内的造血器官、肝、脾以至骨髓，通过不对称性有丝分裂，一方面维持自身数目不变，另一方面不断分化产生各系祖细胞，维持机体的正常造血功能。HSC 是各种血细胞与免疫细胞的起源细胞，可以增殖分化成为各种淋巴细胞、浆细胞、红细胞、血小板、单核细胞及各种粒细胞。

造血干/祖细胞是怎样分化增殖的

造血干细胞(HSC)在体内具有不断自我更新与多向分化增殖的能力。其自我更新与多向分化之间保持动态平衡，因此 HSC 数量是稳定的，能维持长期造血。HSC 进入分化增殖后，自我更新能力下降，其多向分化能力向定向分化发展，此时 HSC 过渡成为定向造血干细胞（Committed hemapoietic stem cell）。定向造血干细胞的自我更新能力减弱，只能短期维持造血。

多能造血干细胞是最原始的造血细胞，最初在致死剂量照射的同系小鼠脾脏中形成造血集落中发现，故又称为脾集落形成单位（Colony-forming unit-spleen，CFU-S）。CFU-S 可分化产生髓系干细胞和淋巴系干细胞。所有这类细胞都能在半固定培养中呈集落样生长，又称为集落形成细胞（Colony-forming cells，CFC）或集落形成单位（Colony-forming unit，CFU）。髓系造血干细胞又称粒、红、单核、巨核系集落形成单位（Colony-forming unit of granulocyte、erythrocyte、monocyte、megakaryocyte，CFU-GEMM），淋巴系造血干细胞则称淋巴系集落形成单位（Colony-forming unit of lymphocyte，CFU-L）。在不同造血生长因子的调控下，这两种细胞可定向分化为特定细胞系，此时命名为单能干或祖细胞（Progenitor），根据其定向分化的细胞系的不同分别命名为粒系集落形成单位（CFU-G）、红系集落形成单位（CFU-E）、单核系集落形成单位（CFU-M）、巨核系集落形成单位（CFU-Meg）。每一祖细胞再分化产生形态学可分辨的造血前体细胞和成熟血细胞：粒细胞、红细胞、单核细胞和血小板。造血细胞等级结构模式为：多能造血干细胞→定向多能造血干细胞→祖细胞→成熟非增殖血细胞。

何谓造血微环境

造血微环境是指造血干细胞赖以生成和发育的内环

境。造血诱导微环境（Hematopoietic inductive microenvironment，HIM）简称造血微环境，该概念最早由 Tentin 在 20 世纪 70 年代初提出，是指局限在造血器官或组织内的、具有特异性的结构及生理功能的环境。由造血器官中的基质细胞、基质细胞分泌的细胞外基质和各种造血调节因子组成。造血细胞能在其中进行自我更新、增殖、分化、归巢和移行。

何谓造血调节因子

造血调节因子是一组调控细胞生物活性的蛋白，统称为细胞因子（Cytokine，CK）。由体内多种细胞产生，具有很多重要的生理效应，与很多疾病的病理生理变化有关，其生成障碍可使造血干细胞不能顺利实现向终末血细胞的分化。同时造血调节因子还具有治疗的潜能。CK 由于作用的不同分为 3 类：a. 集落刺激因子（Colony-stimulating factor，CSF），又称细胞生长因子；b. 白细胞介素（Interleukin，IL）；c. 造血负调控因子。对细胞因子的深入研究表明，“一因子多功能”是普遍现象，有的因子可有数种效应，而同一效应可由不同因子引起。各种因子相互作用，形成调控网络。

再障发病有哪些机制

随着细胞培养技术、免疫学及临床治疗学的发展，普遍认为再障的发生与造血干细胞、造血微环境、免疫因素、遗传因素等有关。再障骨髓造血功能衰竭机制存在 3 个主要学说：原发性或继发性造血干/祖细胞量和（或）质的异常

（“种子”学说）、造血微环境异常（“土壤”学说）及免疫异常（“虫子”学说）。实际上再障是不同病因综合引起造血调控失衡的结果。

造血干/祖细胞内在缺陷是怎样引起再障的

再生障碍性贫血是造血干/祖细胞本身的缺陷，形象地被称为“种子”学说。骨髓中造血干细胞的数量为有核细胞的0.5%。再障病人红细胞、粒细胞、血小板减少，而这三系血细胞均来源于造血干/祖细胞。造血干/祖细胞内在的缺陷包括量和质的改变。

用培养方法证明再障病人骨髓和血中的粒单系祖细胞集落（CFU-G）明显低于正常，粒-巨系集落（CFU-GM）体外培养也明显减少；红细胞集落形成单位（CFU-E）对红细胞生成素不反应，合成血红蛋白的能力低于正常。再障病人$CD34^{+}$细胞中具有自我更新能力的细胞及长期培养起始细胞明显减少或缺如。$CD34^{+}$细胞减少的程度与病情的严重性呈正相关。通过骨髓移植可使再障的造血功能恢复，且有近50%的病人长期生存，从临床角度证实了再障病人存在造血干/祖细胞缺陷。

造血微环境异常对再障的发生发展有何影响

造血微环境是指造血干细胞赖以生成和发育的内环境，被比喻成“土壤”。骨髓的基质细胞通过直接分泌细胞外基质及释放造血因子支持和调节造血细胞的生长与发育。

再障骨髓微环境的病理变化主要是毛细血管减少、脂肪组织增多、血流量降低、间质水肿、造血微环境被破坏。

再生障碍性贫血有哪些免疫病理机制

异常免疫反应损伤造血干/祖细胞导致再障，称为“虫子”学说，为再障重要发病机制之一。实验研究发现，再障病人体液免疫和（或）细胞免疫的异常，造成造血干（祖）细胞增殖及分化损伤。

再障病人的骨髓或血淋巴细胞抑制 CFU-GM 或 CFU-Meg 生长，抑制性 T 淋巴细胞增加，CD4/CD8 倒置；抑制性 T 细胞产生白细胞介素 2、干扰素 γ、肿瘤坏死因子等造血负调控因子抑制骨髓的造血功能。

患了再障会转变为白血病吗

临床上有一部分再障经治疗后会转变为骨髓增生异常综合征（MDS）、白血病。其特点为：a. 原多为重型再障；b. 演变前经过多疗程的免疫治疗及多个疗程的细胞因子（GM-CSF 或 G-CSF）治疗，或经过骨髓移植（BMT）。先天性再障（范科尼贫血）存在染色体畸变，易发展为白血病。

药物为何也能引起再生障碍性贫血

药物能引起再障的机制有二：

① 药物直接抑制骨髓造血：这种情况的再障病情往往

与用药的剂量和疗程有关。剂量越大，用时时间越长，病情越重。这类药物常见的有氯霉素、治疗恶性肿瘤和白血病的药物等。

② 与病人的个体特异性反应有关：药物只对少数用药者发生作用，而且药物剂量与骨髓抑制程度不成比例，很小剂量也能发病，如氯霉素滴眼等。可能与病人对某些药物存在敏感基因有关。

哪些感染易引起再生障碍性贫血

在各种病原体引起的感染中，病毒感染与再生障碍性贫血关系最为密切。

① 病毒性肝炎：最常见，推测与非甲非乙非丙型病毒有关。肝炎再障的发生与肝炎的病情轻重没有相关性，从肝炎发生到发现再障平均 10 周。

② 其他的病毒性感染也能引起再障，但较少见，如 EB 病毒、微小病毒 B19 和巨细胞包涵体病毒等。有学者提到，在特发性再障的病例中，也可能包括一些由病毒引起的病例。

患了再生障碍性贫血会遗传吗

① 后天获得性再障：占小儿再障发病数的 60%～70%，不会遗传。

② 先天性再障：比较罕见，可以遗传。如范科尼贫血（Fanconi anemia，FA）就是常染色体隐性遗传性疾病，除骨髓衰竭外还可有多种先天性畸形，10%～30%病例有近

亲婚配史。先天性单纯红细胞再生障碍性贫血(Diamond-Blackman 贫血)也被认为发病与遗传有关。

婚前检查对预防先天性再障十分重要。

患小儿再生障碍性贫血有哪些原因

骨髓造血功能障碍可导致骨髓生成各类血细胞减少甚至缺乏,引起再生障碍性贫血(再障)。病因有:a. 感染(如肝炎病毒);b. 药物;c. 放射线;d. 免疫因素等;e. 少数再生障碍性贫血由先天遗传因素引起。还有一些病儿病因不明,很可能与免疫紊乱有关。

营养性巨幼红细胞性贫血是缺乏什么营养素引起的吗

营养性巨幼红细胞性贫血是缺乏造血因素维生素 B_{12} 和(或)叶酸所引起,在我国以叶酸缺乏为多见。

缺乏维生素 B_{12} 和(或)叶酸的原因:a. 摄入不足:叶酸存在于绿色植物的叶中,在人体内储存时间短。如食物中缺少绿叶蔬菜,易致叶酸缺乏;羊乳缺乏叶酸,故多见于单纯羊乳喂养小儿。维生素 B_{12} 存在于动物食品,如肉类、肝、肾等,出生前从母体获得,储存量较多,不易发生缺乏。但婴幼儿时期生长发育较快也可发病。b. 吸收不良:小儿有慢性腹泻、小肠切除、胃切除等。c. 代谢障碍,如药物(抗白血病药、抗癫痫药等)。d. 其他:如甲状腺功能亢进、溶血性贫血、低出生体重儿、早产儿叶酸储量少、生长发育快都可发生营养性巨幼红细胞贫血。

巨幼细胞性贫血是老年人常见的贫血吗

巨幼细胞性贫血也是老年人常见的贫血，它是由于叶酸或维生素 B_{12} 缺乏导致脱氧核糖核酸合成障碍所引起的一组贫血。外周血中呈现正色素大细胞贫血，骨髓中出现巨型改变的幼红细胞，血清叶酸或维生素 B_{12} 降低。营养性巨幼细胞性贫血在我国山西和陕西等西北地区较多见。近年来，老年人巨幼细胞性贫血有增高趋势，50 岁以后发病率增加。据资料统计，17 例巨幼细胞性贫血中，65 岁以上者 11 例，占 64.7%，其中 80 岁以上者 2 例，占 11.7%，说明巨幼细胞性贫血在老年人中较多见。

为什么老年人易患巨幼细胞性贫血

巨幼细胞性贫血是由缺乏叶酸或维生素 B_{12} 引起。人体代谢所需要的叶酸或维生素 B_{12} 来自食物，动物性食品如肉类、肝、鱼、蛋、肾含有丰富的维生素 B_{12}，新鲜蔬菜、水果、酵母、肝、肾和蘑菇中含有较多的叶酸。长期素食的老年人易患维生素 B_{12} 缺乏，食用蔬菜量过少的老年人易患叶酸缺乏。食物烹煮过度、腌制及储存过久，叶酸可被破坏。长期酗酒、慢性肝病、肠炎可影响叶酸的摄入和吸收。胰腺功能不全、胃大部分切除后内因子缺乏可影响维生素 B_{12} 的吸收。老年人服用对氨水杨酸钠、苯妥英钠等药，常影响叶酸、维生素 B_{12} 的吸收。据资料统计，11 名 65 岁以上巨幼细胞性贫血病人中，长期吃素达 8 年者 1 人，吃素达 13 年者1人，因脑卒中（中风）后咀嚼吞咽困难而进食少者1人，合并萎缩性胃炎或胃窦炎者9人，占81.8%，合并恶性肿瘤者3人。老年人要预防巨幼细胞性贫血的发生，必须纠正不良的饮食习惯，注意食物中的营养成分及制作方法，治疗存在的慢性疾病。

哪些原因会引起小儿营养性巨幼红细胞性贫血

除了营养性因素外，能引起巨幼红细胞贫血的原因还有：

① 先天性叶酸代谢障碍、先天性维生素 B_{12} 转运障碍等，但很少见。

② 胃肠道疾病：叶酸主要在小肠吸收、维生素 B_{12} 主要在胃内吸收利用，所以胃肠道慢性疾病和手术切除都能影响它们的功能，导致贫血。

③ 肝脏疾病：肝脏是储存维生素 B_{12} 的主要场所，慢性肝病也会引起发病。

④ 维生素C缺乏：细胞核内DNA的合成需要维生素C参与，长期缺乏也会发病。

需要注意的是，某些药物会影响维生素 B_{12} 和叶酸的代谢和利用，如广谱抗生素、抗惊厥药，以及一些抗肿瘤、白血病的药物等。如巨幼红细胞性贫血用叶酸和维生素 B_{12} 治疗无效时，应考虑这些少见原因。

什么是溶血性贫血

溶血性贫血是由于红细胞破坏增多、增速，超过了造血补偿能力范围时所发生的贫血。正常红细胞的生存时间平均为 120 日，溶血性贫血的红细胞生存时间仅为 15～20 日，甚至更短。红细胞破坏速度远远超过骨髓的代偿潜在能力，出现贫血。

什么是自身免疫性溶血性贫血

自身免疫性溶血性贫血是人体内免疫调节功能紊乱，产生了与红细胞自身抗原起反应的抗体，抗体依附在红细胞表面，从而导致红细胞破坏的溶血性贫血。好像是免疫系统认错了人，把自家人（红细胞）当成敌人，产生了针对自身红细胞的抗体。此种溶血性贫血在小儿并不少见，发病数占溶血性贫血的 1/4，多在 10 岁以下。大部病例原因不明，称为特发性自身免疫性溶血性贫血（约占 70%）。

什么是蚕豆病

蚕豆病是进食蚕豆后所引起的急性溶血性贫血，是由于红细胞内葡萄糖-6-磷酸脱氢酶（G-6-PD）缺乏所引起的。该病系蚕豆中何种物质引起尚无定论。发病急，均在食新鲜蚕豆后数小时至数日内突然发病，发生急性溶血性贫血，病人贫血严重，黄疸显著，有重度血红蛋白尿。G-6-PD 缺乏者并不会都发生蚕豆病，有的病人并不是每年进食蚕豆均发病。吃蚕豆量与病情轻重并无明显关系。病人或家族中有过蚕豆病历史者均应禁食生、熟蚕豆，但晒干、煮沸及去皮等处理可降低致病力。治疗以反复输血及应用糖皮质激素为主。

蚕豆病好发于哪个年龄与地区

蚕豆病病人以儿童居多，在新生儿期即可有黄疸和贫血，3 岁以上占 70%左右，男性显著多于女性。婴儿可通过母乳而发病。该病见于世界各地。国内调查资料表明，广西、海南和云南等省最为常见，其次为广东、福建、湖南、江西、浙江及长江流域各地，淮河以北较少见，但各地均有报道。

蚕豆病大多发生在什么季节

蚕豆病在蚕豆开花、蚕豆上市季节多发，一般在每年的 3~5 月间蚕豆成熟季节。如进食蚕豆制品，如蚕豆酱、干蚕豆等引起的，可以全年发病。

什么是遗传性球形红细胞增多症

遗传性球形红细胞增多症是红细胞膜缺陷性溶血性贫血，在遗传性溶血性贫血中发病率最高，世界各地可见，以北欧发病率最高，国内也不少见。遗传性球形红细胞增多症有两种遗传类型：大部分呈常染色体显性型，极少数为常染色体隐性型，男女均可发病。主要的临床表现为贫血、黄疸和脾肿大。该症病人可因感染、妊娠及其他应激因素而诱发溶血危象，表现为发热、腹痛、呕吐。实验室检查方面：血涂片见球形红细胞增多(20%~30%)，网织红细胞增多，常达5%~20%。骨髓中幼红细胞增多,红细胞渗透性试验增高。

何谓遗传性椭圆形红细胞增多症

遗传性椭圆形红细胞增多症是一种少见的常染色体显性遗传性疾病,男女均可发病。它的发病原理和遗传性球形红细胞增多症相似。红细胞的结构异常是导致溶血的根本原因。该症与遗传性球形红细胞增多症的临床表现很相似,发病率也相仿。普通型椭圆形红细胞增多症,杂合子病人大部分仅有红细胞形态异常,伴有不同数量的椭圆形及棒状红细胞,椭圆形红细胞是双凹形,病人可无症状的隐匿型,临床检查并无贫血、黄疸、脾肿大。而纯合子型呈严重的溶血性贫血及异形红细胞,尤以微小型椭圆形细胞明显增多。对于重型病人,尤其晚期病人可考虑脾切除。后者可使溶血等症状长期缓解,但血中椭圆形红细胞依然存在。轻型及代偿型者不需切脾。

什么叫口形红细胞增多症

口形红细胞增多症是常染色体显性遗传的慢性溶血性贫血。细胞形态为红细胞中心苍白区,像一条长孔,似微张的鱼口。大多数病人有贫血、黄疸及脾大。

何谓棘形红细胞增多症

棘形细胞为一球形红细胞,具有数个不规则的棘样突起。棘形红细胞增多症病人多为近亲结婚的子女，为常染色体隐性遗传，较为罕见。病人生长迟钝，有脂肪泻、进行性共济失调而累及椎体束及脊髓后柱的神经系统病变。

什么是珠蛋白生成障碍性贫血（地中海贫血）

地中海贫血，现称珠蛋白生成障碍性贫血，是常染色体遗传缺陷导致的一种或几种正常的珠蛋白肽链合成减少或者不能合成，最终血红蛋白量减少而发生贫血的疾病。由于这种贫血最初报道于意大利、希腊、西班牙等地中海沿岸，所以曾称为珠蛋白生成障碍性贫血（地中海贫血）。珠蛋白生成障碍性贫血广泛分布于世界各地。在我国，以广东、广西、贵州、四川最为多见。珠蛋白生成障碍性贫血可分为 α 和 β 两大类。临床上症状轻重不一，表现为慢性溶血性贫血、小细胞低色素性贫血、有靶形红细胞出现，可有轻度脾肿大。

遗传性椭圆形红细胞增多是怎么发生的

该病的发病原理是红细胞膜缺陷，使红细胞膜钠盐流入的通透性增加，导致红细胞内钠盐过多，水分随钠盐进入细胞内，使凹盘型细胞表面积减少，红细胞变小而厚，接近于球形，结果红细胞变形性减少。当有少量水分进入即易致胀破而溶血。另外，球形红细胞通过脾脏时，由于红细胞变形性减退被阻留脾索内，易被脾脏破坏而溶血。

输注不同血型的血液会发生溶血性贫血吗

答案是会的。血液中的血细胞表面均有抗原存在，此抗原即为血型。不同个体的血细胞上显示不同的抗原，当某个体接种同种异体的不同抗原后可引起免疫反应。血型不合的输血会导致红细胞在血管内迅速溶血，产生寒战、高热、呼吸急促，以致血压下降。

哪些遗传因素会引起溶血性贫血

① 红细胞膜缺陷：有遗传性球形红细胞增多症、遗传性椭圆形红细胞增多症、遗传性口形红细胞增多症、棘状红细胞增多症。

② 红细胞酶缺乏：有葡萄糖-6-磷酸脱氢酶缺乏症、丙酮酸激酶缺乏症、磷酸葡萄糖异构酶缺乏症、磷酸果糖激酶缺乏症、磷酸丙糖异构酶缺乏症。

③ 珠蛋白结构异常和合成障碍：有血红蛋白病、镰状细胞贫血、珠蛋白生成障碍性贫血。

哪些因素会引起溶血性贫血

① 免疫性因素：是抗原抗体介导的使红细胞破坏。血型不合输血也可造成血管内溶血。新生儿溶血病是因为母婴血型不合，母亲产生的抗胎儿血型 IgG 型抗体通过胎盘进入胎儿血循环，造成溶血，最常见的是 ABO 血型不合，其

次是 Rh 血型不合。

② 物理和创伤性因素：人工心脏瓣膜可引起红细胞的机械性破坏。微血管病性溶血性贫血的发病机制是微血管内皮损伤或纤维蛋白网络形成，红细胞在强迫通过狭窄的管腔时，造成红细胞撕裂及破坏，见于弥散性血管内凝血、溶血性尿毒症综合征和血栓性血小板减少性紫癜。

③ 其他因素：烧伤也可直接破坏红细胞。多种感染因素也可引起溶血。原虫感染造成的溶血以疟疾最为常见。某些化学物质（包括药物）和毒物可以通过氧化或非氧化作用破坏红细胞。某些毒蛇的蛇毒中含有溶血成分，咬伤后可出现溶血。

哪些因素会诱发阵发性睡眠性血红蛋白尿

血液酸碱度下降可诱发血红蛋白尿，原因包括呼吸中枢敏感性降低和血流变缓或淤滞等，造成酸性代谢产物积累。另外，感染、月经、手术、输血、饮酒、疲劳、情绪波动或服用某些药物，如铁剂、维生素 C、阿司匹林、氯化铵、苯巴比妥及磺胺药等均可诱发血红蛋白尿。

药物会导致溶血吗

某些药物通过诱发免疫机制发生溶血，有些由于遗传性疾病红细胞酶缺乏，从而造成药物诱发红细胞破坏而发生溶血。药物引起溶血性贫血一般发生在葡萄糖-6-磷酸脱氢酶（G-6-PD）缺乏的病人，多由氧化性药物引起。此种溶血称为药物诱导的溶血性贫血。在服用药物 1～3 日内出现溶血性贫血，病情轻重不等。能引起疾病的药物很多，缺乏 G-6-PD 的病人应禁用。

哪些药物会诱发溶血性贫血

对氨水杨酸、异烟肼、利福平、奎尼丁、非那西丁、氨基比林、磺胺药、呋喃妥因等均可诱发，但发生率一般不高。

哪些感染因素会引起溶血性贫血

感染因素会引起非免疫性溶血性贫血，较为少见。大多为病原体直接作用于红细胞的结果。细菌感染所致溶血性贫血仅见于产气荚膜杆菌及某些溶血性链球菌等所致的败血症。此外，肺炎双球菌、金黄色葡萄球菌、大肠杆菌、流感嗜血杆菌等，也可直接作用于红细胞发生溶血。

人造心脏瓣膜也会引起溶血性贫血吗

当红细胞通过人造心脏机械瓣膜时，可因机械性损伤而发生溶血性贫血。

大面积烧伤后会引起溶血性贫血吗

大面积烧伤后会引起急性血管内溶血，其程度除烧伤面积外，还与温度和暴露时间有关。溶血发生在烧伤后的

24～48 小时内，贫血可以持续几周。

小儿患溶血性贫血有哪些原因

凡是能引起红细胞破坏过快、过多的原因都是溶血性贫血的原因。可以是先天性或后天性因素引起：

① 先天性：大多是红细胞本身缺陷（红细胞膜、酶的缺陷或血红蛋白异常）。

② 后天获得性：可能由于感染、中毒、免疫等因素引起。

小儿以先天性溶血性贫血为多见。

父母胎儿血型和新生儿溶血病有什么关系

新生儿溶血病的病因中，母婴 ABO 血型和 Rh 血型不合是最重要的原因。此病是因为母体内产生了抗胎儿血型物质抗体而产生的溶血性贫血。

① 新生儿 ABO 溶血病：是最多见的新生儿溶血病。可见于父亲是 A、B 或 AB 型，母亲是 O 型而怀了 A、B 型胎儿的情况。例如：胎儿是 A、B 型血，O 型母亲体内产生了抗 A、抗 B 的抗体，胎儿的红细胞会因免疫反应而遭到破坏、发生溶血。这种 ABO 溶血病最常见于母亲为 O 型，胎儿为 A 型或 B 型；母亲为 A 型，胎儿为 B 型或 AB 型以及母亲为 B 型，胎儿为 A 型或 AB 型也可以发病，但较少见。产前检查父母 ABO 血型可以推测胎儿血型、检测母亲血中血型抗体对预防 ABO 溶血病有重要意义。自然界许多食物、细菌、肠道寄生虫和疫苗等，也具有 A 或 B 血型物质，

持续的免疫刺激也可以产生抗 A 或 B 抗体，这种抗体是 IgG 抗体，怀孕后可以通过胎盘，所以第一胎就可能发病。

② Rh 溶血病：Rh 血型系统是人类另一重要血型系统。人体的 Rh 因子一共有3 对：Dd（d 抗原只是理论上存在，或称“静止基因”）、Cc 和 Ee。凡有 D 因子的血型为 Rh 阳性，缺乏 D 因子的为 Rh 阴性。新生儿 Rh 血型不合性溶血病主要发生在母亲是 Rh 阴性，父亲是 Rh 阳性，胎儿也是 Rh 阳性时。在妊娠末期或临产时，胎儿的红细胞进入母体产生免疫抗体。这个初次免疫过程需要 2～6 个月，抗体反应也较弱，又是 IgM 抗体，分子大不能通过胎盘进入胎儿体内。所以，第一胎发病率很低。母亲第二次怀孕时，发生免疫反应时迅速产生抗体，此时的抗体为 IgG 抗体，可以通过胎盘，与胎儿的红细胞产生反应，造成溶血。如果母亲此前曾接受过 Rh 阳性血输血，体内早有抗体产生，当第一次怀孕时胎儿也可以发生溶血。

人类 Rh 阳性人群多于 Rh 阴性人群，但 Rh 阴性频率在不同种族中有很大差异：白种人群中约占 15%，我国汉族人群中仅占 0.34%，而在某些少数民族（如维吾尔族）人群中阴性可占 5%以上。

新生儿溶血症可以预防吗

新生儿溶血症可以分 ABO 血型不合或 Rh 血型不合引起。预防新生儿溶血症，先要检查孕妇及其配偶的 ABO 血型和 Rh 血型。如果孕妇是 O 型，其配偶是 A、B 或 AB 型，则胎儿有可能是 A 或 B 型（如果其配偶基因型是 AO 或 BO，胎儿也有 O 型的可能），妊娠晚期要检测母血清中抗 A 或抗 B 抗体效价，如果效价不高，胎儿是安全的，如果抗体效价≥64时，其不合胎儿有可能发生ABO溶血病，新生儿出生时取脐血查胆红素、免疫抗A(B)抗体和Coombs试验，出生后密切观察有无贫血和黄疸，做好相应处理的准备。

如果孕妇Rh阴性，其配偶Rh阳性，则胎儿有可能是Rh阳性；如果是第一胎，孕妇以前未输过血，不会发生新生儿溶血症，但需要给产妇注射抗D免疫球蛋白，以免产妇致敏，起到保护下一胎的作用。

患骨髓病性贫血会有哪些病因

骨髓病性贫血是骨髓被恶性肿瘤或其他异常细胞广泛浸润以及肉芽或/和纤维组织大量增生，造成骨髓结构破坏，造血功能受损引起的贫血。特点是骨痛、骨质破坏、贫血伴周围血液出现幼粒、幼红细胞。常见的病因有：

① 肿瘤组织浸润骨髓：见于造血系统肿瘤，如白血病、淋巴瘤、骨髓瘤及毛细胞白血病，也见于造血系统外肿瘤，如乳房癌、前列腺癌、肺癌、胃癌及神经母细胞瘤。

② 骨髓纤维化。

③ 肉芽肿性炎症：如结核和真菌感染。

④ 代谢异常：如类脂质沉积症、骨硬化症。

什么是失血性贫血

失血性贫血是血液中的红细胞丢失过多、超过骨髓的代偿能力导致的贫血。一般分为急性失血和慢性失血。严重急性失血由于循环血量迅速减少引起休克，需要紧急处理，恢复期仍可出现贫血；慢性失血除原发病的临床症状外，主要表现为缺铁性贫血。

患急性失血性贫血会有哪些病因

急性失血性贫血是在短时间内大量血液流至血管外面引起的贫血，血液可流到体外，也可流到内脏、体腔、腹膜后间隙或肌肉内。常见病因有：

① 严重创伤或心血管及其他大手术出血。

② 消化道出血：见于食管静脉曲张破裂，胃、十二指肠溃疡，胃癌，食管贲门黏膜撕裂综合征。

③ 妇产科疾病：见于异位妊娠破裂、子宫破裂、前置胎盘、分娩大出血。

④ 内脏破裂：如肝、脾破裂和动脉瘤破裂后出血。

⑤ 出血性疾病：如血友病、血小板减少所致自发出血或轻微外伤后出血不止。

患小儿失血性贫血会有哪些特点

小儿由于骨髓代偿潜力低下，失血后，症状较成人为重。小儿期失血性贫血并不少见，失血可发生于产前、产时和出生后。

① 产前失血：主要见于胎儿经胎盘失血到母体、双胎之一失血到另一胎儿体内、胎儿失血至胎盘等，较少见。

② 产时失血：多见于脐带、胎盘的异常以及产伤等。

③ 出生后失血：新生儿期失血不少见，以脐带和肠胃道失血最多见，可以由产伤所致，也可以由新生儿期凝血机

制不成熟，维生素 K 依赖因子缺乏引起（即新生儿出血症）。婴儿期和儿童期失血的原因多种多样。大量用鲜牛奶喂养的婴儿由于机体对牛奶中的不耐热蛋白抗原过敏，引起肠道小量失血；肠道畸形也可出血引起失血性贫血。农村小儿常见的有肠道钩虫病感染。年长儿因为外伤、胃肠道疾病、血液病引起出血而导致贫血，更为常见。

慢性小量失血会引起贫血吗

人体内的储存铁为人体总铁量的 30%，急性出血量不超过总血量的1/3时，骨髓有代偿造血功能，可迅速恢复。对于慢性小量失血，骨髓能加速红细胞的增生和释放，使外周中的红细胞数和血红蛋白量维持正常，失血早期可不出现贫血。但长期慢性少量失血，每失血 4 毫升血就丢失约 1.6 毫克铁，日积月累造成体内储铁不足，血红蛋白和红细胞的生成受到影响，就会发展成缺铁性贫血。在全部骨髓组织都是红骨髓的婴幼儿时期，骨髓的代偿潜力低下，更容易发生贫血。这种情况下，如果一味补铁而不去除病因，往往没有明显效果，所以治疗上一定要找到失血原因并加以去除，才能根本解决问题。

何谓慢性肝病性贫血

肝脏是机体的重要器官，在胎儿 2～5 个月时肝脏具有造血作用，5 个月后造血功能逐渐消失。在出生后，许多造血原料如蛋白质和脂类由肝脏合成，维生素 B_{12}、叶酸和铁均在肝脏内储存，一些凝血物质在肝脏内合成。因此，当肝脏功能发生障碍时常伴有或多或少的血液异常变化。患急性或慢性肝脏疾病，尤其是慢性肝炎与肝硬变，贫血的发病率较高。各种肝脏疾病病人血液中红细胞生存时间均见中等度缩短，尤其是血清间接胆红素超过42.8微摩/升，红细胞生存时间缩短更为显著。另外，肝炎、肝硬化及阻塞性黄疸病人的红细胞膜可见胆固醇和卵磷脂增加，结果使红细胞表面面积增大，细胞变形，更容易被破坏。此外，正常肝脏可能具有合成促红细胞生成素前驱物质的作用，肝脏功能发生障碍，促红细胞生成素前驱物质不能充分产生，影响红细胞的生成。肝脏疾病如同时合并有消化道静脉破裂引起出血、脾功能亢进及造血原料叶酸、维生素 B_{12} 缺乏等情况时，会加重贫血。肝病病人，尤其是慢性肝病病人，需注意是否合并贫血，及时进行治疗。

什么是骨髓病性贫血

骨髓是仅次于肺和肝的转移癌好发部位。大量癌细胞转移至骨髓干扰造血功能，使肿瘤病人出现贫血。当骨髓有癌肿转移时，病人常有相当程度的贫血，血片上出现幼粒和幼红细胞，也称幼粒－幼红细胞贫血。白细胞大多正常，偶尔增多；血小板增多；网织红细胞轻度增多。如同时有骨髓纤维化，血片上可见泪滴状细胞。骨髓片上可能发现成堆癌细胞。最容易发生骨髓转移的恶性肿瘤有乳腺癌、前列腺癌，其次为肺癌、肾癌、甲状腺癌、胃癌及恶性黑色素瘤等。骨髓病性贫血的治疗主要是治疗原发恶性肿瘤。对于贫血的治疗，缺铁者可补铁剂，可试用促红细胞生成素。严重贫血者输血，一旦出现骨髓病性贫血，肿瘤已属晚期，提示预后不良。

何谓慢性肾病性贫血

肾功能正常的贫血原因，主要为大量蛋白质从尿中丢失引起营养不良和（或）水分潴留，血液稀释。慢性肾功能不全所致贫血是慢性肾功能不全发展到终末期常见的并发症，贫血的程度常与肾功能减退的程度相关。肾功能不全的贫血原因有，肾脏疾病致肾功能损害，肾脏的内分泌功能失常，使红细胞生成素（EPO）分泌减少，骨髓红细胞系统再生不良；红细胞代谢异常和细胞膜功能损害致细胞变形发生溶血；反复消化道和泌尿道出血导致铁丢失过多；长期透析病人可有叶酸缺乏等。

老年人患肾性贫血会有哪些病因

患慢性肾功能衰竭的老年人常有贫血，并随肾脏病变发展而加重。慢性肾小球肾炎、慢性肾盂肾炎、肾小球硬化以及先天性多囊肾都可导致慢性肾功能衰竭引起贫血，这种贫血称为肾性贫血。肾性贫血在老年人贫血中占4%~7%，程度较严重。慢性肾性贫血由多种因素造成，肾病晚期肾脏组织破坏，促红细胞生成素分泌减少，使骨髓制造红细胞发生障碍；毒性物质破坏红细胞增加；铁的吸收障碍及利用低下、叶酸摄入不足、尿蛋白的丢失，都是造成贫血的原因。大多数病人血红蛋白保持在50~100克/升，呈现正常细胞正色素性贫血。临床上可出现再生低下性贫血和溶血性贫血两种类型。老年人常因肾动脉硬化出现血尿素氮和肌酐升高，这时要限制进食含蛋白质丰富的食物，如蛋、奶、瘦肉、鱼类和豆类，定期检查肾功能，如肾功能恶化，要注意有无贫血的发生。

何谓内分泌疾病所致贫血

许多内分泌激素都与造血组织的功能调节有关，如果缺乏这些激素，就可能影响红细胞的合成，造成不同程度的贫血。比较多见的是甲状腺、垂体、肾上腺和性腺发生疾病时所引起的贫血。这些内分泌疾病包括任何原因所致的垂体功能减退、甲状腺功能减退症、甲状腺功能亢进症、肾上腺皮质功能减退症、性腺功能失调等。由内分泌疾病引起的贫血一般并不严重，多为轻度贫血。如果贫血较严重，可能除了内分泌因素外还有其他因素的影响。

何谓胃肠道疾病所致贫血

胃肠道疾病除可以发生出血外，常常引起铁、维生素 B_{12}、叶酸吸收障碍导致贫血。常见疾病有慢性萎缩性胃炎、胃切除手术后、慢性腹泻与吸收不良综合征、各种原因引起的急性或慢性消化道出血、盲袢综合征、局限性肠炎等。

何谓妊娠期贫血

许多妊娠妇女妊娠期间会发生不同程度的贫血。轻度贫血对妊娠影响不大，但重度贫血，若红细胞 $<1.5\times10^{12}$/升，血红蛋白 <50 克/升，红细胞压积 <13%，对产妇及婴儿有不利的影响，可能引起早产和死胎，孕妇可发生贫血性

心脏病，并且产后感染机会也会增加。为什么会造成妊娠期贫血呢？主要有两方面的原因——一种是妊娠期生理性贫血，也称为“假性贫血”，主要是血液相对稀释所致。自妊娠第6周起，孕妇体内血容量逐渐增加，到32～34周时达到最高峰，血容量可增加近40%～50%，达1 200～1 800毫升，而红细胞容量仅增加18%～30%，两者不平衡，形成血液相对稀释，红细胞及血红蛋白浓度下降，临床检验检查即可提示贫血。另一种原因是妊娠期间造血原料缺乏导致贫血。众所周知，铁剂、叶酸、维生素B_{12}是红细胞及血红蛋白合成的必需原料，妊娠期间对造血原料需要量增加，如补充不足，就会引起贫血。据统计，妊娠期消耗铁量1 000毫克左右，每日必需额外补充4毫克铁，才能维持平衡，这是一般饮食难以提供的。妊娠期叶酸需要量增加到每日150～300微克，哺乳期需叶酸60微克，而孕妇胃酸分泌减少，胃肠蠕动减弱，影响叶酸吸收。同时自尿液中排出的叶酸量增多。以上因素均会导致血清叶酸水平下降，妊娠期间，维生素B_{12}吸收受到影响，导致维生素B_{12}缺乏。另外，即使母体缺铁，缺乏叶酸，胎儿却照常吸收以供造血之用，加重了母体造血原料的缺乏。血液的相对稀释及造血原料的缺乏是造成妊娠期贫血的两大原因。

老年恶性肿瘤病人会发生贫血吗

贫血是恶性肿瘤最常见的临床症状之一，贫血也往往是消化道癌最早出现的症状。恶性肿瘤引起贫血的主要因素有出血、感染、骨髓转移，其次为营养不良、造血功能低下、溶血增多、恶性肿瘤本身或抗癌治疗引起的骨髓抑制等。出血是引起此类贫血的最主要的因素，尤其多见于胃肠道癌，癌面的坏死和溃疡常常造成出血。感染可以抑制骨髓造血，使贫血加重。消化道肿瘤病人常因恶心、呕吐、食欲减退、腹泻等造成热量、蛋白质、维生素的缺乏，又可使贫血加重。抗癌的化疗药物会影响细胞的代谢，抑制细胞的分裂，使正常的骨髓造血组织受到抑制。此类贫血程度轻重不一，起病初大多较轻，但随着病情的加重，贫血也呈进行性加重。恶性肿瘤引起的贫血的治疗应首先治疗肿瘤，因其严重性远远超过贫血本身。对于贫血严重者可以考虑输血。失血者可用铁剂。

何谓骨髓增生异常综合征"病态造血"

病态造血式克隆性是 MDS 诊断的核心问题之一，意指红系、粒系和巨核系细胞数量和形态的异常。当这类细胞发育紊乱、病态细胞占各系细胞的 10%以上，提示该系病态造血的存在。血细胞的病态造血，可在 MDS 各亚型病人的血和骨髓穿刺涂片中看到。

① 红系病态造血：幼红细胞大小不一，类巨幼细胞变异，多核，分叶核，核碎裂，核出芽，核浆发育失调，3 核和 5 核（病态奇数分裂）等。某些亚型检出环状铁粒幼细胞增多。在 RAS 中可见环状铁粒幼细胞 >15%。

② 粒系病态造血：早幼和中幼粒细胞内颗粒稀少或缺失，巨大颗粒常见。晚幼和成熟中性粒细胞内特异性颗粒减少或缺乏。易检出假性佩-许（Pelger-Hüet）样细胞和环形核中性粒细胞。

③ 巨核系病态造血：巨核细胞数常增多，检出核分叶

过低，巨大单个核型，多个小巨核和微巨核细胞。

何谓铁粒幼细胞

用组织化学的方法显示幼红细胞浆的颗粒。此颗粒代表铁在体内储存，这种颗粒也称细胞内铁。如铁的代谢异常，在幼红细胞质内铁的颗粒超过6粒，排列成半圆形，称为环状铁粒幼细胞。在RARS亚型中环状铁粒幼细胞增多，占有核红细胞的15%以上。

何谓骨髓增生异常综合征

骨髓增生异常综合征（Myelodysplatic Syndrome）简称MDS。顾名思义，MDS是一种临床综合征，而非特异性疾病。这是因为某些MDS病人可引起持续多年的红细胞和血红蛋白降低，白细胞与血小板未受影响。另一些病人显示红细胞、白细胞、血小板计数均有不同程度的降低。此外，有1/3的MDS病人骨髓内的改变最终可转化为急性髓细胞白血病（AML）。但MDS各亚型也具有共同特征：a. 骨髓造血功能衰竭，骨髓不能产生足量的正常血细胞进入外周血循环；b. 在所有的MDS各亚型中，其骨髓所产生的血细胞（一系或多系）发生形态学发育异常，即所谓“病态造血”。

骨髓增生异常综合征的发病率高吗

骨髓增生异常综合征（MDS）是一类老年性疾病。70

岁以上年龄组最高发。MDS 每年发病率为 2.1~12.6/10 万，在 70 岁以上年龄组，发病率达到 50/10 万。国内 MDS 的发病平均年龄相对比国外稍低。MDS 在男性中发病率更高，男性 MDS 的发病率随年龄增长显著增高。

骨髓增生异常综合征的发病年龄范围

发生骨髓增生异常综合征的危险性随年龄的增长而增高。国外的统计资料显示，80%以上 MDS 病人诊断时的年龄 >60 岁。虽然年龄 <50 岁的人群罹患 MDS 者相对少见，但少数发生在儿童和 15~20 岁的青少年。继发性骨髓增生异常综合征与年龄无关，与接受过烷化剂的化疗药物的时间长短、药物的总剂量及放疗的总剂量等有关。

患骨髓增生异常综合征会有哪些诱因

发病因素不确切，可能因素有病毒、遗传、生物理化等如苯、放射线、频繁染发、烫发、曾经历过放化疗的病人。

骨髓增生异常综合征可分哪些类型

骨髓增生异常综合征（MDS）分为原发性和继发性两大类。继发性 MDS 又分为两种：a. 家族性 MDS，可见于先天性骨髓衰竭综合征；b. 治疗后 MDS：可发生于细胞毒性药物化疗后或辐射，还可继发于再生障碍性贫血（AA）。

何谓继发性骨髓增生异常综合征

众多病症如恶性血液病、实体性肿瘤，还有一些良性疾病，如类风湿性关节炎、系统性红斑狼疮，长期接受过化疗、放疗，免疫抑制剂，如环磷酰胺、苯丁酸氮芥（瘤可宁），与有机有毒物等密切接触史等。若干年后发生的血液变化称为继发性骨髓增生异常综合征。

儿童骨髓增生异常综合征与哪些疾病有关

a. 先天性再生障碍性贫血。b. 先天性纯红细胞再生障碍性贫血。c. DOWN 综合征（先天愚型）。d. BLOOM 综合征。e. 共济失调性毛细血管扩张症。

骨髓增生异常综合征会转化成急性髓细胞白血病吗

骨髓增生异常综合征（MDS）并非全都发展成急性髓细胞白血病（AML）。30%～40%的 MDS 病人进展成 AML。向 AML 转化的时间多变，某些病例转化较为缓慢，如难治性贫血伴环状铁粒幼细胞增多（RARS）亚型发展成 AML 可有相当长的病程；另一些亚型转化非常迅速，体现了 MDS 作为一组疾病的异质性。在向 AML 转化前病人常有血细胞计数的进行性降低和骨髓活检显示网硬蛋白纤维化。按世界卫生组织（WHO）分类，当骨髓或外周血白血病原始细胞计数≥20%时，AML 的诊断即可成立。此 20%示临床用来对高危 MDS 和 AML 间做出鉴别的阈值。

MDS 有哪些染色体会发生异常改变

骨髓增生异常综合征的染色体异常改变主要包括：+8，20q-，-Y，-5/5q-和-7/7q-，以及累及多条染色体的复杂染色体核型。在 IPSS 分类中，根据预后危险性的不同，染色体异常分为好、中、差3 种：

① 预后良好核型：正常核型，-Y，5q-，20q-；

② 预后不良核型：复杂核型异常（≥3 种染色体异常），-7/7q-；

③ 预后中间核型：所有其他核型异常。

5q-综合征与其他 MDS 亚型间有哪些不同

5q-综合征是与第 5 号染色体复制异常相关的一种 MDS 特殊亚型。染色体短臂以字母“p”代表，长臂以字母“q”代表。狭义的 5q-综合征仅指原发性 MDS 中累及第 5 号染色体 q21 和 q32 带间缺失的孤立性细胞遗传学异常。在某些医学文献中，也有写成 del（5q）MDS，这里的“del”是“缺失”（deleted）的缩写。

5q-综合征以慢性难治性大细胞贫血、必须反复输注红细胞、潜隐性铁负荷过度及其相关并发症为主要特征，常表现为血小板计数增高。该征在女性中发病率较高，其他

MDS 亚型在男性中常见。

作为 MDS 的亚型,5q-综合征的预后相对较好,该亚型向急性髓细胞白血病(AML)转化率较低。然而,除 5q-外又伴有其他染色体异常的病人,或5q-综合征外加骨髓原始细胞 >5%的病例,不仅预后较为恶劣,且向 AML 转化的危险性也高。

什么是骨髓

骨髓是一种海绵状、胶状或脂肪性的组织,封闭于坚硬的骨髓腔内。骨髓可被骨小梁间隔开来,成人骨髓重量为1 650 ~3 748克,占体重的3.4% ~5.9%。骨髓分为红髓(造血细胞)和黄髓(脂肪细胞)。人出生时,红髓充满全身的骨骼腔内,随着年龄的增长渐变为黄髓。成年人,红髓的水平至肱骨的上 1/3 和股骨的上 1/3。颅底骨、胸骨、肋骨、肩胛骨、脊柱仍为红髓。

哪些机制会诱发骨髓增生异常综合征

骨髓增生异常综合征(MDS)的发病机制有:

① 基因突变,MDS 克隆产生。

② 甲基化异常。

③ 免疫异常。

④ 异常的细胞因子生成。

⑤ 干细胞黏附至基质/内皮发生改变:导致凋亡增加。

⑥ 骨髓微环境异常。

骨髓增生异常综合征会引发溶血性贫血吗

骨髓增生异常综合征可引发自身免疫性溶血性贫血，表现为贫血的加重、轻度巩膜及皮肤黄染、网织红细胞增高、直接抗人球蛋白试验阳性、间接胆红素增高。经泼尼松（强的松）治疗后贫血有改善，网织红细胞数下降，黄疸消失，抗人球蛋白试验（Coomb 试验）转阴性。

患了骨髓增生异常综合征止血功能会异常吗

骨髓增生异常综合征的病人中，约有半数病人的出血时间延长，表明存在止血功能异常。这与病人血小板下降因素有关外，还与血小板的聚集功能下降有关。多数骨髓增生异常综合征的病人血小板对 ADP、肾上腺素和花生四烯酸诱导的血小板聚集反应明显下降。测得的凝血酶原时间、纤维蛋白原等均未发现明显改变。

患了骨髓增生异常综合征会合并骨髓纤维化吗

部分发生骨髓中网状纤维增多（称骨髓纤维化），病人易发展成白血病。网状纤维未增多者，较少发展成白血病。合并骨髓纤维化的病人生存期比未发生纤维化的病人短。

什么是老年期

随着科学技术日益进步，生活水平不断提高，人类的平均寿命日趋延长。在我国平均寿命由解放前的 30 余岁增加到目前的 70 岁左右，超过 60 岁的老人在总人口中的比例在 1982 年为 7.6%，预测到 2025 年将增至 19.2%。从衰老的进程来看，按年龄，老年期可区分为 3 个阶段，即老年前期、老年期和长寿期。按联合国区域划分，亚太地区把 60 岁以上定为老年人，北美和多数欧洲国家以 65 岁为界，超过此限者定为老年人。

我国目前对老年期的划分标准是 45～59 岁为老年前期（中年人）；60～89 岁为老年期（老年人），其中 80 岁以上称高龄老人；90 岁或 90 岁以上为长寿期（长寿老人）；100 岁或 100 岁以上称百岁老人。

患老年血液病会有哪些特点

常见老年血液系统病人多具有老年人疾病的一般特点，如多病性、不典型性、肿瘤高发病率及易致多脏器衰竭等。老年血液病病人还表现在治疗反应不如年轻人敏感。心、肝、肾等脏器的功能衰退，对药物的耐受性差，容易有药物蓄积，所以容易出现药物毒不良反应。此外，还易合并感染及其他合并症。

老年人常见有哪些血液病

在红细胞系统疾病中，缺铁性贫血、巨幼细胞性贫血和真性红细胞增多症在老年人中常见。白细胞减少及粒细胞缺乏在老年人中比较常见。在出血性疾病中，血小板减少性紫癜、血管性紫癜等病常见。有一些血液肿瘤在老年人中有多发倾向，例如慢性淋巴细胞白血病，1/3病人发病年龄在60岁以上；多发性骨髓瘤发病年龄多数在60岁左右；原发性巨球蛋白血症发病也在40岁以上；淋巴瘤的第二个发病年龄高峰在40岁以后；骨髓增生异常综合征的发病也以老年人居多，这可能与老年人免疫和监视功能低下及老年人的多种疾病易发生一些继发性血液系统缺陷有关。

老年人易患哪些常见贫血

老年人贫血相当多见，有人统计发生率可达17%~26%。老年人贫血多数继发于其他疾病，对健康的影响较大。探讨贫血的原因和观察治疗效果十分重要，特别要注意有无恶性肿瘤、慢性感染和营养缺乏等隐匿性因素的存在。老年人的营养缺乏性贫血常为多种造血因子的合并缺乏，如缺铁性贫血病人可合并有维生素B_{12}或叶酸的缺乏。笔者曾分析了65名65岁以上贫血病人的贫血类型，其中慢性系统疾病的贫血有30名，占总数的46.2%；缺铁性贫血18名，占27.7%；巨幼细胞性贫血有11名，占16.9%。再生障碍性贫血和溶血性贫血在老年人贫血中较少见，分别占7.7%与1.5%。显示老年人贫血以慢性系统疾病引起的贫血多见，其次为缺铁性贫血与巨幼细胞性贫血。

何谓小儿期

小儿期是人生的基础阶段，是一个由不成熟到成熟连续的生长发育过程。年龄越小，越不成熟，随着年龄增长发育为成人。

小儿期分哪几个阶段

根据小儿不同时期的发育特点，可将小儿期分为几个年龄阶段，即小儿的分期。a. 胎儿期：从受孕到出生为止，大约 280 日。b. 新生儿期：从出生到满 28 日。从妊娠满 28 周到出生后 7 日称为围生期，也叫围产期。c. 婴儿期：从出生满 28 日到一周岁。d. 幼儿期：出生后第二年和第三年。e. 学龄前期：出生后满 3 岁到 6 岁。f. 学龄期：是进入小学后到青春发育期前的阶段，一般指 6～7 岁到 11～12 岁。g. 青春期：是童年过渡到成年的发育阶段，女孩普通为 11～12 岁到 17～18 岁；男孩为 13～15 岁到 19～21 岁。这个分期是根据年龄特点人为分成，前后两期间并无截然分开的界限，是一个连续的过程。

小儿期会有哪些特点

小儿期的特点有：器官组织逐步成长；体格、心理和精神行为不断发育直至完善，由小到大，由幼稚到成熟，和成人有许多不同的地方。所以说小儿不是成人的缩影。

我国多大小儿应去儿科就诊

不同国家和地区对医院儿科的服务对象有不同规定。有的国家规定到 18 岁，多数国家规定为 14 岁；我国目前大多数医院是 14 岁。

小儿造血系统有哪些特点

有以下几个特点：a. 造血功能不成熟：骨髓造血代偿能力较低；造血因子分泌不足，如红细胞生成素等，容易发生贫血。b. 凝血因子产生和功能不成熟，年龄越小越不成熟，如新生儿和婴儿时期常引起出血。c. 造血功能比较娇嫩，易受损伤：容易受药物、物理化学因素损伤。d. 不同年龄阶段小儿造血功能有差异，不同年龄小儿贫血的标准不同，不能一概而论。e. 在外周血中，白细胞分类与成人和年长儿有区别。初生时，粒细胞% > 淋巴细胞%，和成人相似；出生后 5 日左右两者比例约各半；5 日至 5 岁间，淋巴细胞% > 粒细胞%；5 岁以后，粒细胞比例上升，渐接近成人。在诊断感染和疾病时要根据年龄进行判断。

小儿血细胞的生成会有哪些特点

骨髓是人出生后最重要的造血器官，小儿和成人都一样：骨髓的"造血干细胞"是血细胞的"老祖宗"，可分化成多种血细胞：红细胞、粒细胞和血小板的前身巨核细胞，巨核细胞再生成血小板。至于淋巴细胞、单核细胞和浆细胞等，是由淋巴结和脾脏生成的。此外也有部分淋巴细胞在骨髓中生成。

小儿出生前，造血器官并不完全相同：在胚胎 3 周左右，开始有造血功能，先后有卵黄囊血岛、肝脏、脾脏、淋巴结参与造血。从胎儿 4～5 个月起骨髓开始行使造血功能，成为主要造血器官并持续终生。

出生后小儿骨髓代偿造血能力低于成人：常需动员胎内造血器官参与造血，因而婴幼儿贫血时常出现肝、脾、淋巴结肿大，称为“骨髓外造血”。

小儿的骨髓造血功能和成人一样吗

共同点：骨髓是人主要的造血器官并持续终生，这在小儿和成人都一样。

不同点：a. 婴幼儿骨髓为红骨髓，造血功能活跃，适应婴幼儿体格发育快、血容量增加也快、生长发育的需要。b. 随着年龄增长，红骨髓逐渐为黄骨髓替代：5 岁以后，生长速度逐步减缓，骨髓造血组织也呈特异性向心性萎缩（即从四肢到颅骨、脊柱和骨盆），红骨髓逐渐为无造血功能的黄骨髓（脂肪髓）所替代。最后四肢的大部骨髓都是黄骨髓，只有肱骨、股骨的近端，以及扁骨及不规则骨（即颅骨、胸骨、肋骨、肩胛骨、脊椎骨、骶骨和髂骨）中保留红骨髓，仍有造血功能。c. 骨髓代偿功能成人高于小儿：黄骨髓有潜在的造血功能，虽然平时不参与造血，但在人体需要的紧急情况下（如失血、溶血等），能转变为红骨髓恢复造血功能。年龄越小，骨髓造血代偿功能越弱，在儿童只有正常时 2 倍，在成人有 6～8 倍。显示小儿贫血发生得快，进展迅速，症状也重；而成人发展相对缓慢，症状可以较轻。

小儿贫血有哪些标准和分度

小儿贫血的标准：

① 世界卫生组织（WHO）的标准：

血红蛋白（Hb）

6 月至 6 岁 <110 克/升；

6～14 岁 <120 克/升。

② 6 个月以内婴儿（我国的标准）：

Hb　新生儿 <145 克/升；

　　1 个月～3 个月 <90 克/升；

　　4 个月～6 个月 <100 克/升。

③ 贫血的分度：和成人一样

Hb　轻度 110（120）～90 克/升；

　　中度 90～60 克/升；

　　重度 60～30 克/升；

　　极重度 <30 克/升。

医生对贫血病人
会进行
哪些诊断治疗

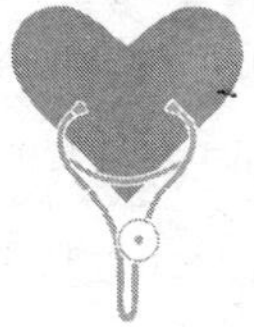

姓名 Name ____________ 性别 Sex ______ 年龄 Age ________

住址 Address ______________________________

电话 Tel ______________________________

住院号 Hospitalization Number ______________________

X 线号 X-ray Number ______________________

CT 或 MRI 号 CT or MRI Number ______________________

药物过敏史 History of Drug Allergy ______________________

治疗缺铁性贫血有哪些原则

首先，必须尽可能查明引起缺铁性贫血的原因并纠正原发疾病。对于生长迅速的婴儿要及时增添蛋黄、肝、肉类等食物。对于青少年和月经过多、妊娠、哺乳的妇女，需加强含铁食物。积极治疗慢性失血如消化道溃疡、癌、钩虫病、食管静脉曲张出血、痔出血等。

第二，补充治疗用的铁剂。铁剂在治疗缺铁性贫血中是非常有效的，一旦发生缺铁性贫血必须补铁治疗。大多数为口服铁剂治疗缺铁，口服铁剂有硫酸亚铁、琥珀酸亚铁等。

第三，观察铁剂治疗的效果。铁剂治疗有效的病人，在用药 7～10 日外周血网织红细胞升高，用药 2 周后血红蛋白逐渐上升。随着血红蛋白增高症状改善，病人的食欲进步，体力增强，面色好转。血象完全恢复正常需 2 个月时间。

治疗缺铁性贫血有哪些常用铁剂

铁剂在治疗缺铁中是非常有效的。一旦发生缺铁性贫血，必须补铁剂治疗。口服铁剂以硫酸亚铁为药源最丰富、价格最便宜。铁剂在二价状态下吸收最好，三价铁必须在胃内酸性条件下转化为二价铁，方能在胃内与“胃铁结合因子”形成“Fe^{2+}－胃铁结合因子复合物”，然后在十二指肠和空肠上端被吸收。硫酸亚铁是标准的口服制剂，每日约含元素铁 200 毫克的剂量可产生良好的反应。服用硫酸亚铁，每次 0.3 克，每日 3 次，已足够。但硫酸亚铁的消化道反应较多，如恶心、呕吐、腹痛、腹泻等，病人难以坚持治疗。目前效果较好、不良反应少的常用口服铁剂有以下几种：a. 琥珀酸亚铁（速力菲），每次 0.2 克，口服，每日 3 次。b. 多糖铁复合物（力蜚能），每次 0.15 克，口服，每日 1～2 次。c. 维铁缓释片（福乃得），每次 0.5 克，口服，每日 1 次。

患了营养性缺铁性贫血为什么要补铁

铁是红细胞内血红蛋白的成分之一。食物中缺乏铁，体内组成血红蛋白就缺乏原料，因而造成营养性缺铁性贫血。缺什么，补什么，“铁”到“贫”除，立竿见影。

铁剂治疗缺铁性贫血会有哪些疗效

缺铁性贫血病人必须用铁剂治疗，口服铁剂治疗有效者最早出现骨髓中铁粒幼细胞增加。服铁剂后 5～10 日，外周血网织红细胞可升高，7～12 日达高峰，治疗 2 周后血红蛋白逐渐上升，随着血红蛋白增高症状改善，病人的食欲增加，体力增强，面色好转，头昏、心悸、气促等症状渐消失，血象完全恢复正常需 2 个月左右。但即使血红蛋白已完全正常，体内储存铁依然缺乏，铁蛋白可能仍处于正常低值。为了巩固疗效，防止复发，小剂量铁剂治疗仍需继续 3～6 个月以补充体内应有的铁储存量。

缺铁性贫血病人口服铁剂时为何不宜喝茶与喝牛奶

喜爱饮茶的缺铁性贫血病人口服铁剂治疗贫血常常效果不好。这是因为铁剂在二价状态下吸收最好，大多数食物中的铁必须在胃及十二指肠内由三价铁转变成游离的二价铁才能被吸收。茶叶中含有大量的鞣酸，容易与二价铁结合，形成不溶解性鞣酸铁，从而阻碍了铁的吸收，使贫血加重。所以患缺铁性贫血的病人不宜饮茶。有些患缺铁性贫血的病人，常因身体不好，用喝牛奶来增加营养，结果贫血反而不易纠正。牛奶虽然营养丰富，但含铁量很低。牛奶中磷、钙含量较高，体内的铁能与牛奶中的钙盐磷盐合成不溶性的含铁化合物，影响铁的吸收，使体内的铁降低。患缺铁性贫血的病人，特别是正在补铁剂的病人，不宜喝牛奶。

口服铁剂会有哪些不良反应

口服铁剂的主要不良反应为胃肠道反应。口服铁剂治疗要坚持 4～6 个月，治疗时间较长，游离铁离子侵蚀胃肠道黏膜引起恶心、呕吐、腹痛、腹泻等症状。为了避免这些不良反应，人们曾用将铁剂放在进餐时或饭后吞服，改成糖衣丸，同时服用胃保护药等方法，虽然胃肠道反应有所减轻，但也减少了肠腔对铁剂的吸收。有些服用铁剂的病人口腔有金属异味，牙齿染色。部分病人可出现便秘，这是由于铁离子与食物中多种成分形成沉淀物所引起。常用的口服铁剂有硫酸亚铁、多糖铁复合物（力蜚能）、琥珀酸亚铁（速力菲）、维铁缓释片（福乃得）等，其中硫酸亚铁价廉有效，但胃肠道反应多，病人常难于坚持治疗。后3种口服铁剂治疗效果好，不良反应少，已成为缺铁性贫血常用的口服铁剂。

缺铁性贫血病人注射铁剂需有哪些适应证

对于缺铁性贫血病人的药物治疗，肌内注射铁剂不如口服铁盐方便，而且药物反应多。凡能口服铁剂的病人，不应采用肌内注射用铁，必须严格掌握注射铁的适应证，不应滥用。静脉用铁剂，临床使用较多的是蔗糖铁。应用注射铁的适应证：a. 肠道对铁的吸收有障碍，例如胃切除或胃肠吻合术后、慢性腹泻等。b. 同时有胃肠道疾病，如胃溃疡、结肠炎、胃切除后胃肠功能紊乱、妊娠时持续呕吐等，口服铁剂对胃肠道症状加重。c. 口服铁剂虽然减少剂量仍有胃肠道反应如呕吐、腹痛、腹泻等。d. 不易控制的慢性失血，如月经过多、消化道出血等，估计失铁量超过了肠道能吸收的铁量。e. 妊娠后期患有严重的缺铁性贫血，急需改善铁供应情况。

治疗缺铁性贫血有哪些常用注射铁剂

常用的铁注射剂有右旋糖酐铁和蔗糖铁。a. 右旋糖酐铁剂量第一次为50毫克，如无反应，以后每次100毫克，深部肌内注射，每日1次，直至总剂量给完。总剂量的计算方法为：每提高血红蛋白1克/100毫升，需给右旋糖酐铁300毫克，如果以达到血红蛋白15克/100毫升及补充储存铁500毫克计算，铁剂总量的计算公式为：铁的总剂量（毫克）=[15－病人的血红蛋白（克/100毫升）]×300＋500。约有5%的病人注射右旋糖酐铁后出现不良反应：局部疼痛、淋巴结炎、头痛、头晕、发热、荨麻疹、关节痛、肌肉痛、低血压、气促，偶尔可出现过敏性休克。b. 蔗糖铁（氢氧化铁蔗糖复合物）适用于口服铁剂效果不好、需要静脉铁剂治疗的病人。剂量：第一次治疗前先给予小剂量进行测试，成人1～2.5毫升（20～50毫克铁），在给药15分钟后如无不良反应，可给予余下的药液。用法：蔗糖铁10毫升（该品200毫克铁）稀释到100毫升生理盐水中，静脉滴注不少于30分钟，每星期1～2次，铁蛋白达到正常时可停用。蔗糖铁的不良反应很少见，偶尔出现过敏反应、金属味、头痛、恶心、呕吐、腹泻、低血压、肝酶升高。

营养性缺铁性贫血小儿服铁剂应怎样计算剂量

服用铁的剂量，应按所含铁元素计算，即每日每千克体重用元素铁4.5～6毫克，折合硫酸亚铁22.5～30毫克，折合富马酸铁15～20毫克，此剂量可达到吸收的最高限度。每日量分3次服，最好在两餐之间服，有利于吸收，且减少对胃黏膜的刺激。应避免与牛奶同时服用，也应避免与茶或咖啡同时服用，否则影响铁的吸收。

营养性缺铁性贫血小儿服铁剂应服多长时间

营养性缺铁性贫血的小儿用铁剂以后红细胞和血红蛋白会逐步上升，达到正常水平大约需要1个月，这时还不能停药，需继续服用1～2个月。因为缺铁性贫血除了血红蛋白降低以外，储存铁也用完了；犹如“库存空虚”，需要增加储备。小儿生长发育快，需要足够的储存铁。

营养性缺铁性贫血小儿需同时服用维生素C吗

维生素C可使三价铁还原成二价铁，使其易于溶解，可增加铁的吸收。故服用铁剂的同时最好服用维生素C。服用二价铁可以不必同时服维生素C。

补铁对所有贫血患儿都有好处吗

小儿时期缺铁性贫血是最常见的贫血，即使未查清贫血的原因，有些病人服一些铁剂就好了。但是，补铁只对营养性缺铁性贫血有效。有许多贫血与缺铁无关，如巨幼红细胞贫血是缺维生素 B_{12} 或叶酸引起的；溶血性贫血是红细胞破坏过多过快引起的；再生障碍性贫血是由于骨髓造血功能不良所引起的。这些病人体内并不缺铁，用铁剂治疗无效；有的甚至有害。孩子有贫血，一定要带他到医院检查，做血液检验，确定贫血的原因，然后再对症下药。千万不要自作主张，买点“补血药”随便吃吃算数，药店里的补血药多数是铁剂。

患缺铁性贫血能用中药治疗吗

患缺铁性贫血的病人常服中药治疗，取得较好的治疗效果。目前常用的治疗缺铁性贫血的中成药有：a. 补铁丸：为皂矾、山楂、陈皮、半夏、茯苓、甘草等制成的蜜丸，每丸重 10 克（内含硫酸亚铁 0.475 克），每次 1 丸，每日 2 次，治疗 1～1.5 个月。b. 血宝：主要成分有硫酸亚铁、铜、钴、黄芪、当归、白术制成肠溶胶囊，每日 6 粒，分 3 次，起效较晚。c. 归脾丸：益气健脾，养血安神。主要成分有党参、白术、黄芪、甘草、茯苓、远志、枣仁、龙眼肉、当归、木香、大枣。每次 8～10 丸，每日 3 次。

缺铁性贫血病人应怎样进行食疗

缺铁性贫血是最常见的贫血，是体内储存铁缺乏，影响血红蛋白合成所引起的小细胞低色素性贫血。治疗方法除用铁剂药物治疗外，进食含铁丰富的食物十分重要。缺铁性贫血的饮食原则有：a. 进食含铁丰富的食物，如动物肝脏、瘦肉、鱼肉、鸡蛋、鸭蛋、豆类和小白菜、菠菜、荠菜、番茄、葡萄、桃、红枣、樱桃等。黑木耳、芝麻酱含铁量甚高。b. 一餐中如含有提高吸收效率的肉、鱼、鸡、植物食品，非血红素铁的吸收能明显提高。c. 多食含有维生素 C 丰富的新鲜蔬菜、果品及橘汁，能增加非血红素铁的吸收。d. 选择含叶酸、维生素 B_{12} 的食物，如动物肝脏、瘦肉，及大白菜、菠菜、青菜等，有助于贫血的纠正。以下介绍几个食疗选方：a. 黑芝麻粉 20 克、血糯米 50 克，加水 1 000 毫升，煮至米开汤稠粥熟。每日一剂，分早、中、晚温食。b. 猪肝（或羊肝）荠菜汤：猪（羊）肝 100 克、荠菜 150～200 克。洗净切碎，在开水中煮沸数分钟后加入调味品。每日一剂。c. 桂圆肉：桂圆肉及桑椹放水适量烧煮，至桂圆膨胀后倒出，冻后放蜂蜜适量食用。每日一剂。d. 黑芝麻：将黑芝麻洗净炒熟研末，加蜂蜜或白糖少量，每日 2 次，每次服 2 匙。

治疗缺铁性贫血需要输血吗

治疗缺铁性贫血包括病因治疗和补充铁剂。驱除钩虫、控制慢性失血及搞好妇幼保健工作，及时给予口服铁剂如硫酸亚铁、富马酸亚铁、琥珀酸亚铁或肌注右旋糖酐铁，可以使贫血得到纠正，除非原发疾病不能根治。所以缺铁性贫血一般不需输血。输血或输红细胞仅应用于严重贫血病人，血红蛋白小于 60 克/升，头昏、乏力、心悸等症状明显者。心功能不全、频发心绞痛、心律失常的贫血病人，宜小量多次输血，每次 100 毫升或仅输红细胞，输血后常使心脏症状得到改善。

再障经治疗怎样才算有效

国内采用的再生障碍性贫血的疗效标准：

① 基本治愈：贫血和出血症状消失，血红蛋白达 120 克/升（男）或 110 克/升（女），白细胞达 4×10^9/升，血小板达 100×10^9/升，随访 1 年以上未复发。

② 缓解：贫血和出血症状消失，血红蛋白达 120 克/升（男）或 100 克/升（女），白细胞达 3.5×10^9/升左右，血小板也有一定程度恢复，随访 3 个月病情稳定或继续好转。

③ 明显进步：贫血和出血症状明显好转，不输血，血红蛋白较治疗前 1 个月内平均值增长 30 克/升以上，并能维持 3 个月不降。

判定以上3项疗效标准者，均应3个月内不输血。

④ 无效：经过充分治疗后，症状、血象未达明显进步。

怎样按不同类型的再障病人选择治疗方案

再障的病因和发病机制不同，没有一种治疗方法可以治疗所有的再障病人，应根据不同类型再障选用不同的治疗方案。慢性再障常需要经过长期综合性治疗才能取得满意效果，一般以雄性激素、环孢菌素A和中药为主，辅以支持疗法。急性再障或慢性再障转变而成的严重型再障Ⅱ型者，年龄小于40~45岁，有同胞供者，应及早考虑骨髓移植（BMT）。一旦考虑行骨髓移植，应立即与骨髓移植中心联系，慎重选择输血等治疗措施，尽量减少影响移植成功的不利因素。超过45岁或无合适供体的病人，采用抗胸腺细胞球蛋白（ATG）或抗淋巴细胞球蛋白（ALG）、甲基强的松龙、环孢菌素A（CsA）等联合免疫抑制治疗。

再障病人应怎样选择骨髓移植

骨髓移植适宜于急性再障和严重再障的治疗，尤其是白细胞和血小板显著减少者，它是当前治愈重型再障希望最大的治疗方法。最适当的移植时机是在起病后不久，未经输血，尚未发生感染时，年龄最大不超过45岁。通常采用亲兄弟姐妹作为健康供者，人类白细胞相关抗原（HLA）经检测完全相合，即同种异基因骨髓移植。资料显示，用同种异基因骨髓移植治疗严重再障，约一半病人可获得长期生存。骨髓移植失败的原因有感染、出血、移植物被排斥和移植物抗宿主病(GVHD)。

近些年陆续开展的脐带血干细胞、外周血分离造血干细胞,进行干细胞移植,为再障治疗开拓了更广阔的前景。

骨髓移植再障病人输血应注意些什么

再障病人的输血是为了减轻严重贫血,并有利于控制出血和感染。但长期输血可产生红细胞、白细胞及血小板的同种抗体,使以后的输血效果减低;输血可增加感染疾病特别是病毒性肝炎的机会;长期大量输血可导致血色病的严重后果。骨髓移植成功与否及移植物抗宿主病(GVHD)的发病率与白细胞同种异体免疫关系密切,要尽可能减少输注血液制品。一般血红蛋白在 50~60 克/升以下且有组织缺氧症状,或对贫血适应较差时,方给予输血。将去除白细胞的血液制品放射处理后再输注或使用白细胞滤器输注,可减少同种异体免疫反应。

何谓再障免疫抑制治疗

研究表明,多数再障的发病与免疫因素有关。目前免疫抑制治疗(Immunosuppressive therapy,IST)已成为再障的主要治疗措施之一。应用免疫疗法能够纠正再障病人免疫紊乱的现象,阻止免疫因素对造血干细胞的破坏,达到治疗目的。常用的药物有:

① 抗淋巴细胞球蛋白/抗胸腺细胞球蛋白(ALG/ATG):ALG/ATG 是那些不适合骨髓移植治疗的重型再障

病人的主要治疗措施。ALG/ATG 在静脉试验阴性后，按兔 ALG(或 ATG)每日每千克体重 3～5 毫克，猪 ALG(或 ATG)每日每千克体重 5～20 毫克，马 ALG(或 ATG)每日每千克体重 10～20 毫克，连续给药 5 日。同时滴注氢化可的松 100～200 毫克或地塞米松 5 毫克。ALG/ATG 治疗常见不良反应有发热、过敏、出血趋势加重以及血清病反应。单药 ALG/ATG 治疗再障的有效率约为 45%，病情改善大多在用药后 6 个月左右出现。

② 环孢菌素 A(CsA)：是一种特异的免疫抑制剂，可以阻断 T 淋巴细胞的增殖和功能。CsA 剂量成人为每日每千克体重 3～5 毫克，根据药物的不良反应调整剂量。应用 CsA 引起的血液学改善多发生于用药后的 6～9 个月，小剂量长期服用对维持疗效、减少疾病复发有利。多数文献认为，CsA 治疗再障不引起克隆性或继发性恶性疾病。在小剂量治疗时不良反应轻微，以齿龈增生、皮肤多毛、两手微震颤以及消化道反应较为常见，一般不影响继续治疗，但仍需定期观察肝肾功能。由于过敏、血小板严重减少或白细胞重度低下对 ALG/ATG 难以耐受的重型再障(SAA)病人，可考虑首先应用 CsA 治疗。CsA 对 50%ALG/ATG 耐药的病人有效。

③ 强化免疫抑制治疗：ALG/ATG 和 CsA 通过不同机制起作用，临床上开展了联合应用 ALG/ATG 和 CsA 对再障行强化免疫抑制治疗(IIST)的研究。有效率达 70%左右，治疗再障的临床疗效高于任何单一用药。

④ 糖皮质类固醇：甲基泼尼松龙通常以中剂量(每日每千克体重 1 毫克)联合 ALG/ATG 应用，以减轻后者的血清病反应。低剂量的糖皮质激素对再障无效，超大剂量的甲基泼尼松龙(每日每千克体重 20～50 毫克)能够诱导再

障产生血液学反应，但疗效不如 ALG 和 CsA。

免疫抑制治疗能治愈再障吗

重型再障经免疫抑制治疗后，血常规、骨髓象、骨髓活检、造血祖细胞及 T 淋巴细胞均可达正常。重型再障经免疫抑制治疗后，其粒细胞端粒长度及缩短速度与正常对照组无差别。由于端粒长度测定可作为干细胞转换的标志，故表明再障病人造血重建后，造血干细胞数量完全满足机体需要。虽有报道重型再障治疗后长期培养起始细胞（LTC-IC）低于正常，但长期培养也使得骨髓细胞中白血病抑制因子（LIF）、肿瘤坏死因子 α（TNF-α）等造血负调控因子水平显著提高。表明 LTC-IC 低于正常并不能说明 SAA 不可治愈，还有可能是免疫抑制强度、时间不够，异常免疫未能充分纠正所致。有理由相信，坚持足量长疗程（不少于 2 年）序贯应用免疫抑制治疗能提高疗效，减少复发率，甚至可能治愈再障。

造血生长因子在再障治疗中有何疗效

造血生长因子治疗重型再障是临床治疗的一大进展，有重组人粒系集落刺激因子（rhuG-CSF）、重组人粒-巨噬系集落刺激因子（rhuGM-CSF）、重组人促红细胞生成素（rhuEPO）等。

目前不赞成单用造血生长因子，而是多在免疫抑制治疗后的前 3 个月加用造血生长因子，可能有以下作用：a. 刺激去除异常免疫抑制后的骨髓残存造血干/祖细胞，缩短造血恢复时间，或增强残留中性粒细胞功能，减少早期感染，使病人有机会获得充分的免疫抑制治疗。b. 扩大 ALG/ATG 对造血干/祖细胞的促增殖、分化作用。c. rhuG-CSF、rhuGM-CSF 与 rhuEPO 合用有协同作用，可增加效果。d. G-CSF可动员诱生 Th2 细胞的树突状细胞，从而调节 Th1 样细胞因子（如 TNF-α、IFN-γ）和 Th2 样细胞因子（IL-4）的平衡。

雄性激素治疗再障有哪些作用

雄性激素必须在体内转化成具有活性的代谢产物方能刺激造血，其治疗作用：

① 刺激肾脏产生促红细胞生成素（EPO），同时刺激骨髓正铁血红素的合成。

② 激发骨髓中的静止期细胞转入对 EPO 有反应的生成期细胞。

③ 通过淋巴细胞进行调节或抑制抗体的产生。

雄性激素制剂对再障病人的骨髓尚具有较大储备能力方能产生疗效，一般适用于慢性再障或中轻型病人，对重型再障无效。

治疗再障有哪些雄性激素药物

治疗再障的雄性激素常用的有：a. 丙酸睾丸酮（简称睾酮），50～100 毫克，肌内注射。长期肌内注射易形成硬块，影响吸收，易致局部感染。b. 司坦唑醇（康力龙），每日 3

次，每次2～4毫克，口服。c. 十一酸睾酮（安雄），每日2次，每次40毫克，口服。d. 达那唑，是一种同化激素，并有免疫抑制作用。每日2次，每次400毫克，口服。上述药物可任选一种，疗程一般不少于3个月。雄性激素的作用慢，疗程长，缓解率高低与疗程长短有关，用药3个月缓解率在35%～53%，6个月达45%～60%。治疗后有复发可能，有25%～50%有疗效病人停药后要复发，但复发后再用药仍有效。

用雄性激素治疗再障需注意些什么

应用雄性激素，常见的不良反应：

① 雄性化作用及对生殖系统影响，如女性毛发增多、闭经、阴蒂肥大、声音粗而低哑、乳房缩小；男性则性欲亢进。

② 对儿童期用药的患儿，可加速生长及骨成熟，使骨骺早期闭合，与泼尼松合用可减少其对骨成熟影响。

③ 对肝脏有损害，可出现阻塞性黄疸、血清胆红素升高、转氨酶及碱性磷酸酶升高等。用药过程中定期查肝功，及早发现肝损害。

④ 其他，如由于水钠潴留、水肿，可能诱发、加重心衰；注射部位感染，不吸收形成肿块，应经常改换注射部位。

患了再障需进行脾切除术吗

对再障是否要行脾切除，意见不一。脾脏是阻留和破坏血细胞的场所，它是产生抗体和抑制T淋巴细胞的场所，故脾切除有可能改善病人的血象。

脾切除很难在术前估计其疗效，一般认为有下列情况可考虑切脾：a. 慢性再障经半年以上的积极治疗无效，有逐渐恶化的趋势。b. 有脾肿大或用 ^{51}铬标记的红细胞进行体表放射性测定，提示脾脏破坏红细胞过多者。c. 有溶血因素存在者，或虽无明显出血，但需血量较大、网织红细胞稍增多、溶血指数增高、红细胞寿命缩短者。d. 有免疫因素存在，如自身免疫抗体阳性，肾上腺皮质激素治疗有暂时疗效者。e. 出血较重，各种内科止血方法无效而危及生命者。

要强调的是，急性再障不宜手术者，严重再障、骨髓增生减少或极度减少以及年龄较大者，脾切除疗效均不佳。脾脏切除术后会增加感染的发生率，因此对术前反复感染者，脾切除也要慎重。

患了先天性纯红细胞再生障碍性贫血应怎样治疗

先天性纯红再障又称 Diamond-Blackfan 综合征，为常染色体隐性遗传，病情呈慢性经过，90％在出生后 6 个月以内发病，50％在新生儿期发病。除贫血外，常伴有不同程度的畸形，如蹼颈、拇指畸形和内脏畸形等。实验室检查可发现中至重度贫血，呈正色素性；网织红细胞减低；粒细胞和血小板不减少；骨髓有核红细胞减少或缺如，而粒细胞系和巨核细胞系统增生正常。排除继发性因素，如药物、感染、溶血性贫血等。治疗主要采用肾上腺皮质激素和输血疗法，必要时可行脾切除。

治疗纯红细胞再生障碍性贫血有哪些方法

① 停用可疑药物：凡临床上考虑为药物相关性纯红再障，应停用一切可疑药物。

② 手术治疗：凡伴有胸腺瘤的纯红再障病人，应尽可能实施胸腺切除术，术后缓解率可达25%～50%。

③ 免疫抑制疗法：a. 皮质类固醇：缓解率可达40%以上，少数病人可获永久性缓解，但大多数病人可能复发，需维持治疗或更换方案。泼尼松（强的松）起始剂量为每千克体重1毫克，根据疗效反应调整剂量。若病人连续服用泼尼松4～6个月仍无效，应考虑更换其他免疫抑制剂。b. 环孢菌素A（CsA）：总有效率达65%左右。推荐剂量为每日每千克体重8～12毫克，根据血药浓度调整剂量。疗程不应短于3个月。主要不良反应为肾脏损害和高血压。c. 抗淋巴细胞球蛋白（ALG）/抗胸腺细胞球蛋白（ATG）：总有效率接近50%，主要不良反应有发热、血清病及血小板减少症等，合用泼尼松（强的松）可减少其拇指畸形和内脏畸形等不良反应。

④ 细胞毒性药物：部分泼尼松治疗无效的纯红再障病人改用环磷酰胺（CTX）或甲氨蝶呤（MTX）后可能有效，缓解率达56%。环磷酰胺长期应用的不良反应明显，包括骨髓抑制、急性白血病、不育及膀胱炎等，故育龄病人不宜长期应用环磷酰胺。

⑤ 大剂量丙种球蛋白。

⑥ 血浆置换术：目前主张仅对血浆中有PRCA（纯红细胞再生障碍性贫血）IgG抗体、且一线药物治疗无效者实

验性应用。

⑦ 重组人促红细胞生成素(rhuEPO)。

患了小儿再生障碍性贫血应怎样治疗

小儿再生障碍性贫血分急性型和慢性型。急性型预后差,慢性型大部分经治疗可长期缓解或治愈。治疗方法,一般采用肾上腺皮质激素与睾丸酮联合治疗;严重贫血需输血;也可考虑脾切除;如有配型相合的供者,可做骨髓移植或造血干细胞移植。

治疗维生素 B_{12} 缺乏所致巨幼细胞性贫血有哪些方法

维生素 B_{12} 缺乏所致巨幼细胞性贫血的治疗有以下两方面:

① 原发病的治疗:对有原发病存在的维生素 B_{12} 缺乏,应积极预防和治疗其原发病。如肠道短二叶裂头绦虫寄生或细菌繁殖过度者可予以驱虫及抗生素治疗;胃或回肠切除者可预防性应用维生素 B_{12},定期随访血象和血清维生素 B_{12}。

② 维生素 B_{12} 的应用:维生素 B_{12} 缺乏可肌内注射维生素,每日 100 微克,连续 2 周,以后改为每周 2 次,共 4 周或直到血红蛋白恢复正常,即初 6 周的治疗,维生素 B_{12} 总量应在2 000 微克以上。以后改为维持量,每月 100 微克,也可每 2~4 个月给予 1 000 微克,以每月给予一次维持量复发机会少。

治疗叶酸缺乏所致巨幼细胞性贫血有哪些方法

叶酸缺乏所致巨幼细胞性贫血的治疗包括以下几方面：a. 去除病因：针对易感人群，做好预防措施。婴幼儿应及时添加富含叶酸的辅食。青少年和哺乳期及孕妇应多吃新鲜蔬菜。有主张对孕妇采用小剂量叶酸以预防。慢性溶血性贫血与疟疾病人应予叶酸预防。b. 叶酸的应用：口服叶酸，5～10 毫克/次，每日 3 次。上述剂量即使对肠道功能不良者，也可有部分吸收，足够机体需要(肠道对人工合成的叶酸——单谷氨酸盐可吸收 40%～90%)。叶酸拮抗剂引起的重症病人，可用四氢叶酸钙解救，剂量为每日 3～6 毫克，肌内注射。上述药物可用至贫血和症状完全消失为止。治愈后，只要注意营养，预防感染，一般不需维持治疗。c. 合用维生素 B_{12}：不能明确维生素 B_{12} 或叶酸缺乏者，可同时给予维生素 B_{12} 每日 100 微克，肌内注射；口服叶酸 5～10 毫克，每日 3 次。2 周为 1 个疗程。一般在治疗后 2～3 日病人精神、体力好转，食欲增加，舌痛减轻，网织红细胞也开始上升。在 5～8 日达最高峰，然后逐渐下降至正常。必须注意，如不能排除维生素 B_{12} 缺乏，禁忌应用叶酸，否则可加重神经系统损害。上述治疗如贫血改善不满意，应注意有无缺铁及感染。营养性巨幼细胞性贫血常合并有缺铁；治疗后期大量红细胞新生时，对铁的需求增多，均应及时补充铁剂。维生素 C 对辅酶型叶酸有稳定作用，维生素 B_6 参与叶酸代谢，均有辅助作用。

治疗维生素 B_{12} 缺乏所致巨幼细胞性贫血过程中应注意些什么

应用维生素 B_{12} 治疗时，血清和尿中的尿酸水平可能升高，引起肾脏损害。另外，严重巨幼细胞性贫血病人在治疗的早期可突然出现低钾血症，可表现为肌肉无力、腹胀、麻痹性肠梗阻、心律失常等，严重者可因低血钾而猝死。原因是治疗后大量新生红细胞生成，细胞外钾迅速转移到细胞内，血钾随之下降。因此，在治疗过程中应密切观察血钾和尿酸水平，并预防性口服钾盐。

治疗维生素 B_{12} 缺乏所致巨幼细胞性贫血伴神经症状时应注意些什么

维生素 B_{12} 缺乏时，65％的病人有外周神经症状。有神经系统症状者，维生素 B_{12} 剂量应稍大，且维持治疗宜 2 周一次，凡神经系统症状持续 1 年者难以恢复。维生素 B_{12} 缺乏单用叶酸治疗是禁忌的，否则会加重神经系统的损害。这是由于叶酸的应用增加维生素 B_{12} 的需要量，加重维生素 B_{12} 缺乏状态所致。

患了巨幼细胞性贫血需要输血吗

对于中度和重度巨幼细胞性贫血病人，原则上应禁止输血，以防血容量增加引起严重充血性心力衰竭。对有明显组织缺氧和中枢神经系统症状的病人，可输给红细胞，同时给予利尿剂，密切观察体液平衡。

患了营养性大细胞性（巨幼红细胞性）贫血应怎样治疗

营养性巨幼红细胞性贫血的治疗原则是：纠正不良喂养习惯，及时添加富含维生素 B_{12} 和叶酸的辅食；用维生素 B_{12} 和叶酸制剂治疗：维生素 B_{12} 一般剂量为每周肌内注射 2 次，每次 100 微克，连续注射 2～4 周，平均治疗时间为一个月。对维生素 B_{12} 治疗反应较差者可改用叶酸治疗，每日剂量 5～15 毫克，口服，连用 3～4 周，同时服用维生素 C，每日 200 毫克。重度贫血时可以考虑输血。

患了溶血性贫血应怎样治疗

引起溶血性贫血的原因很多，治疗方法也各异。遗传性球形红细胞增多症最好行脾切除手术，手术年龄应在 4～5 岁以后。在这以前贫血重者可输血。对红细胞葡萄糖-6-磷酸脱氢酶（G-6-PD）缺陷症（如新生儿 G-6-PD 缺陷溶血症、蚕豆病）、严重贫血，应及时输血，纠正缺氧、酸中毒，消除诱发因素。对血红蛋白异常所致的溶血症（如海洋性贫血、异常血红蛋白病），考虑输血、脾切除、骨髓移植。新生儿同种免疫性溶血病（ABO 溶血病、Rh 溶血病），采用输血、光照疗法、换血、肾上腺皮质激素。自身免疫性溶血性贫血，可选用肾上腺皮质激素、脾切除、输血。

治疗溶血性贫血有哪些原则

① 去除病因：获得性溶血性贫血如有病因可寻，去除病因后可望治愈。药物诱发性溶血性贫血停用药物后，病情可能很快恢复。感染所致溶血性贫血在控制感染后，溶血即可终止。

② 糖皮质激素和其他免疫抑制剂：主要用于某些免疫性溶血性贫血。糖皮质激素对温抗体型自身免疫性溶血性贫血有较好的疗效。环孢素和环磷酰胺对某些糖皮质激素治疗无效的温抗体型自身免疫性溶血性贫血或冷抗体型自身免疫性溶血性贫血可能有效。

③ 输血或成分输血：因输血在某些溶血性贫血可造成严重的反应，故其指征应从严掌握。阵发性睡眠性血红蛋白尿症输血后可能引起急性溶血发作。自身免疫性溶血性贫血有高浓度自身抗体者可造成配型困难。此外，输血后且可能加重溶血。因此，溶血性贫血的输血应视为支持或挽救生命的措施。必要时采用红细胞悬液或洗涤红细胞。

④ 脾切除：适用于红细胞破坏、主要发生在脾脏的溶血性贫血，如遗传性球形红细胞增多症、对糖皮质激素反应不良的自身免疫性溶血性贫血及某些血红蛋白病，切脾后虽不能治愈疾病，但可不同程度地缓解病情。

⑤ 其他治疗：严重的急性血管内溶血可造成急性肾衰竭、休克及电解质紊乱等致命并发症，应予积极处理。某些慢性溶血性贫血叶酸消耗增加，宜适当补充叶酸。慢性血管内溶血增加铁丢失，证实缺铁后可用铁剂治疗。长期依赖输血的重型珠蛋白生成障碍性贫血病人可造成血色病，可采用铁螯合剂驱铁治疗。

患了珠蛋白生成障碍性贫血（地中海贫血）应怎样治疗

主要是对症治疗。血红蛋白 >75 克/升的轻或中症病人发育无明显障碍，一般不需长期输血治疗。应积极防治诱发溶血的因素如感染等。重症病人需长期输血治疗。长期输血造成的铁负荷过重是该病最主要的死亡原因。机体总铁负荷达 40 克时，器官功能开始出现障碍，60 克时可引起心脏衰竭，故应在器官发生不可逆改变前及早开始驱铁治疗。最常用的铁螯合剂是去铁胺，持续静脉输注或皮下注射驱铁效果优于肌内注射。常用剂量每日每千克体重 20～25 毫克，每月 4～6 次。该药毒性低，可长期应用。脾切除术的适应证为输血需求量逐渐增加、脾功能亢进和巨脾引起压迫症状。异基因干细胞移植治疗重型珠蛋白生成障碍性贫血已多有报道，成功率为 64%～73%，属根治措施。

患了蚕豆病应怎样治疗

该病是遗传性疾病，目前尚无根治的疗法。对症治疗因病种而异。严重贫血应予输血，糖皮质激素与输血同时应用，有助于减轻溶血和预防输血反应。严重的高胆红素血症新生儿需换血治疗，以避免发生胆红素脑病。其他治疗包括急性溶血时，防止休克，保护肾功能，纠正酸中毒等。切脾一般无效。病人应避免接触有可能诱发溶血的有害因素，如氧化性药物及化学物质，预防病毒感染。对蚕豆敏感者忌食蚕豆。

患了遗传性球形红细胞增多症应怎样治疗

除个别常染色体隐性遗传的病例外，脾切除对遗传性球形红细胞增多症有显著疗效。术后球形红细胞虽依然存在，但数日后即可见黄疸减轻和血红蛋白浓度上升。

治疗自身免疫性溶血性贫血有哪些方法

对于温抗体型自身免疫性溶血性贫血：

① 去除病因。

② 肾上腺皮质激素：是治疗该病的主要药物，开始剂量要用足，待溶血停止后逐渐减量。

③ 脾切除：脾脏是产生抗体的器官，又是致敏红细胞的主要破坏场所。如果肾上腺皮质激素治疗无效的病人，可考虑脾切除治疗。

④ 免疫抑制剂：对于那些肾上腺皮质激素或脾切除后无效的病人、对于脾切除有禁忌的病人、对于每日激素地塞米松用量 10 毫克以上才能维持缓解的病人，可用免疫抑制剂，如硫唑嘌呤、环磷酰胺、甲氨蝶呤等，在治疗过程中必须密切观察药物的不良反应。

⑤ 输血：仅仅适用于溶血危象的病人，以及极度贫血短期内有可能危及生命者。

患了珠蛋白生成障碍性贫血（地中海贫血）有哪些治疗方法

对于轻型病人无需治疗。在妊娠期应仔细观察血红蛋白变化并预防性接受叶酸治疗。主要的治疗措施有：a. 输血：使血红蛋白浓度维持在 75 克/升以上。b. 脾切除：合理的输血可使脾肿大减轻，使脾切除的需要明显减少。而重型 β 珠蛋白生成障碍性贫血病人脾脏巨大，应接受脾切除术。脾切除的适应证有脾功能亢进、巨脾引起压迫症状、输血的需要量增加。c. 铁螯合剂：去铁胺（去铁草酰胺）是最有效的铁螯合剂，连续静脉滴注或皮下注射 15 ~ 20 克/24 小时可保持尿液排泄达较高水平。

为什么自身免疫性溶血性贫血需强调病因治疗

继发性自身免疫性溶血病人，有病因可寻的，应治疗原发病。感染所致者常表现为病情急且呈自限性的特点，有效控制感染后溶血即可缓解甚至治愈。继发于恶性肿瘤者应采取有效治疗措施，如实体瘤的手术切除和恶性 B 淋巴细胞增殖性疾病的化学治疗。

患了自身免疫性溶血性贫血首选药物是什么

糖皮质激素是治疗自身免疫性溶贫血的首选和主要药物。常选用泼尼松，开始剂量每日每千克体重 1 ~ 1.5 毫克，分次口服。治疗有效者一周左右血红蛋白上升，每周血红蛋白可升高 20 ~ 30 克/升。血红蛋白恢复正常后维持原剂量 1 个月，然后逐渐减量。减量速度酌情而定，一般每周减量 5 ~ 10 毫克，待减至每日 15 毫克以下时，需低剂量维持至少 3 ~ 6 个月。约 80% 以上病人糖皮质激素治疗有效。糖皮质激素足剂量治疗3周病情无改善者，应视为治疗无效。激素治疗无效或维持量每日超过15毫克者应考虑更换其他疗法。长期应用糖皮质激素不良反应包括激素面容、感染倾向、高血压、溃疡病、糖尿病、体液潴留和骨质疏松等。

治疗自身免疫性溶血性贫血还有哪些方法

其他治疗方法有达那唑、大剂量丙种球蛋白静脉注射，血浆置换，长春新碱类药物，血小板输注。胸腺切除等均有治疗该病的报道，因资料有限，其确切价值有待探讨。

怎样治疗阵发性睡眠性血红蛋白尿

严重贫血可予输血。为避免输入补体成分，宜采用洗涤红细胞。

主要是控制溶血发作。a. 右旋糖酐：在体内外均有抑制PNH红细胞溶血的作用。b. 碳酸氢钠：急性溶血可口服或静脉滴注5%碳酸氢钠，以缓解病情。c. 糖皮质激素：仅对部分病人有效，可减少或减轻溶血发作。开始剂量泼尼松每日40～60毫克，发作停止后减半，一周后改为隔日一次，维持2～3个月。如应用1～2个月无效，应停药。d. 促进红细胞生成可使用雄激素：能刺激红系造血，丙酸睾丸酮及司坦唑醇等蛋白同化剂均可选用，但不能改变红细胞膜缺陷。e. 异基因造血干细胞移植，已有治疗成功的报道，可纠正PNH异常克隆。

患了药物引起的溶血性贫血怎么办

治疗措施为立即停用药物，溶血可在几日至几周内消失。糖皮质激素仅对自身免疫相关的有效。若已知相关遗传疾病，要避免有关药物。

患了亚硝酸盐引起的贫血怎么办

主要表现为缺氧和发绀，轻者有软弱、气急、心动过速、头疼、昏晕。重者可有昏睡甚至昏迷。当不能用心脏病和肺部疾病解释的发绀病人而且吸氧无效，应考虑高铁血红蛋白血症，病人的静脉血呈巧克力褐色。误食亚硝酸盐引起的贫血须立即给予亚甲蓝（美兰）解救治疗。

患了慢性病性贫血应怎样治疗

如果贫血不严重，而且主要症状是由于原发病引起，可针对原发病进行治疗，如抗感染治疗，对肿瘤采取化疗等。贫血严重时，特别是老年病人，应该予以成分输血。注射促红细胞生成素有一定疗效。口服铁剂治疗无效。

患了骨髓病性贫血应怎样治疗

① 治疗原发疾病：如急性白血病、淋巴瘤以及某些癌症经过化疗、放射治疗或者手术治疗后，部分病人可能获得

较好的治疗效果，甚至长期(5年或者10年以上)的无病生存。因此，骨髓的浸润及其周围反应性纤维化可以完全消失。

② 骨髓纤维化引起的骨髓病性贫血，可试用雄性激素和肾上腺皮质激素。

③ 虽然有些原发疾病不能治愈，如戈谢病或原发性骨髓纤维化，但贫血部分原因如脾脏肿大，脾脏切除术后，贫血可以有暂时的改善。

④ 如果贫血严重，必要时可以适当输血以暂时缓解严重贫血引起的不适。

患了急性失血性贫血应怎样治疗

① 针对出血原因立即设法止血，如结扎破裂血管、压迫止血、血友病病人输入凝血因子、紧急手术治疗消化性溃疡出血等。

② 采取紧急措施补充血容量，紧急情况下应立即静脉输液，可暂时输给生理盐水，尽早输给红细胞。待出血停止，再进一步根据病因进行必要的治疗。

③ 在度过急性期后，及早给予高蛋白、富含铁质和维生素的饮食。如果人体内储存的铁充分，造血功能正常，一般红细胞在出血停止后4～6周可恢复正常，血红蛋白恢复要稍落后1～2周。病人如果有慢性失血史或原先铁储量不足，出血停止病情稳定后，可补充铁剂，以促进红细胞的生成和铁储量的补充。

患了慢性肝病性贫血应怎样治疗

① 肝脏疾病为贫血发生的原因，首先应治疗肝脏病。积极采用保肝疗法，有助于肝功能的恢复或阻止肝功能的进一步下降，达到改善贫血的效果。

② 对消化道出血显著的病人，可考虑经内窥镜注射硬化剂治疗或内镜下食管曲张静脉圈扎术，甚至可考虑外科手术治疗以减少出血。

③ 叶酸及维生素 B_{12} 缺乏明显者，补充叶酸或维生素 B_{12} 有一定的疗效，铁剂治疗一般疗效不佳。

患了慢性肾病性贫血应怎样治疗

① 治疗应针对肾脏原发疾病及改善肾功能，随着肾功能的恢复，贫血可以纠正。

② 采用透析疗法，可去除血中对红细胞生成素的抑制物质及其他不利于红细胞代谢的毒性物质，使血液的化学成分得到改善，同时促进骨髓制造红细胞的功能。

③ 注射红细胞生成素疗效明显，红细胞可迅速明显地提高，同时补充铁剂和叶酸。

④ 一般慢性肾功能不全病人对贫血耐受力较强，过多输血又有危险，故只有重度贫血，有贫血性心力衰竭、心绞痛发作或消化道出血者给予输血，最好选用新鲜血液制备的浓缩红细胞，每次输血量不宜多。

⑤ 肾移植是最有效、最根本的解决方法。肾移植成功

后，血红蛋白多恢复正常，甚至高出正常。但肾移植有其适应证及禁忌证，受者与供者要进行严格的筛选，许多因素会影响对肾移植的成功率。是否进行此项治疗，要根据病人具体情况决定。

患了内分泌疾病贫血应怎样治疗

主要对原发疾病进行治疗，如补充甲状腺素、肾上腺皮质激素和雄激素等。随着原有疾病的改善可使贫血得到改善。对有缺铁或维生素 B_{12}、叶酸缺乏，应补充相应的制剂。

患了胃肠道疾病所致贫血应怎样治疗

① 对于慢性萎缩性胃炎和胃切除的病人，应定期长期补充铁剂或维生素 B_{12}、叶酸。

② 对于盲袢综合征的病人，可以口服抗生素，补充维生素 B_{12}、叶酸，有些需合并使用铁剂。

③ 对于消化道出血的病人，应积极寻找原因，及时治疗。

患了妊娠期贫血应怎样治疗

① 生理性贫血：对母体是一种保护机制，轻度贫血能自动调整。加强营养，预防铁和叶酸缺乏即可，无需特殊治疗。

② 补充铁剂：目前主张整个妊娠期预防性补充铁剂，

同时多进食含铁丰富的食物，如肉类、猪肝、豆制品、新鲜蔬菜等。

③ 补充叶酸和维生素 B_{12}：目前主张妊娠期口服叶酸每日5毫克预防，可同时合用维生素C。

沙利度胺和雷利度胺能治疗骨髓增生异常综合征吗

沙利度胺（反应停）和雷利度胺同属免疫调节药物，两种药物对骨髓增生异常综合征有综合的免疫调节作用，其作用机制复杂，至今未能完全明了，可能有以下几方面：

① T细胞的综合刺激作用：通过T8细胞毒细胞活化刺激T4细胞活化，从而达到改善病态造血。

② 刺激红细胞增生：实验证明可合成血浆促红细胞生成素，因而对红系造血有促进作用。

③ 抑制新生血管生成：通过下调内皮细胞合素和其他黏附分子来抑制内皮细胞的增殖和黏附，来阻滞新生血管生成。

何谓沙利度胺的衍生物

病人由于沙利度胺的一些不良反应难以耐受长期使用，于是研发出疗效高、不良反应相对小的类似物即CC5013（雷利度胺，Lenalidomide），也称沙利度胺的衍生物。雷利度胺的作用机制复杂，尚未完全阐明。雷利度胺治疗骨髓增生异常综合征，尤其对5q-综合征效果显著。

应用沙利度胺会产生哪些不良反应

应用沙利度胺会产生不良反应有乏力、便秘、神经病变和镇静作用，常与剂量呈正相关。

患了骨髓增生异常综合征（MDS）病人需要化疗吗

由于 MDS 病人多数是老年人，而且常合并多种内科疾病，体能也较差，从而影响到这些病人对化疗的耐受性。多数低危 MDS 常接受由抗生素、输血和细胞因子等组成的支持治疗。但对于年龄 <50 岁，诊断时 RAEB 或处于 MDS 进展期的高危 MDS 病人，可酌情使用常规化疗或小剂量化疗。近些年来，对高危 MDS 已逐渐推荐采用阿扎胞苷（5-氮杂胞苷）和地西他滨，这种去甲基化药物病人能良好耐受，不少病例可望延缓，向 AML 转化，生存期延长。

治疗骨髓增生异常综合征会产生多药耐药吗

在治疗骨髓增生异常综合征时常遇到的问题是对化疗药耐药，失去了对多种结构不同的抗肿瘤药的敏感性，此称为多药耐药。实验证实，部分骨髓增生异常综合征存在多药耐药的高表达，专家认为骨髓增生异常综合征的多药耐药与干细胞密切相关，可能是化疗不易生效的原因。

骨髓增生异常综合征病人选择骨髓或外周血干细胞移植应考虑哪些因素

MDS 病人何时进行异基因骨髓或外周血干细胞移植为最佳时机，要考虑多种因素，包括年龄、IPSS 评分、病程的长短和健康状况等。任何年龄 <50 岁的高危 MDS 病人，全身状况良好，只要有合适的供体，均可考虑施行造血干细胞移植。比较之下，那些合并其他健康问题的老年病人，由于较高的移植相关病死率，故不宜进行干细胞移植。

目前认为，IPSS 评分是对移植结果最有用的预测因子。低危组病人 5 年非复发生存（RFS）为 60%，中危-1 组为 35%，中危-2 组和高危组的 RFS 为 28%。

另一个涉及移植最佳时间的问题是，究竟移植在诊断后立即施行，还是待疾病进展时施行？有研究表明，在IPSS 评分处于低危和中危-1 型病人中，直至疾病出现进展前宜等待，IPSS 评分属中危-2 和高危型病人，移植考虑在诊断时进行。总之，MDS 病人是否移植或何时移植，要综合考虑多种因素，权衡利弊，慎重施行。

骨髓增生异常综合征病人何时需要输注红细胞

红细胞的输注由病人贫血相关症状的严重性，以及血液中的血红蛋白（Hb）的浓度来决定。骨髓增生异常综合征病人，如血红蛋白少于 50 克/升，或因贫血并发心功能不全的病人，都有指征输血。对心肺功能不全者输红细胞为宜，速度不宜过快，每次不超过 200 毫升。通过红细胞的输注，病人贫血相关症状得以改善，提高了生活质量。

红细胞生成素能治疗骨髓增生异常综合征吗

究竟 Hb 降至何种水平考虑使用红细胞生成素尚无定论。多数认为 MDS 病人的血红蛋白（Hb）降至约 100 克/升时，可开始应用重组人红细胞生成素（rHuEPO）。

鉴于 rHuEPO 剂量变动范围很大，多推荐最初剂量为每千克体重 150 单位，开始每周 3 次，若经最初 4 周治疗后未获反应，剂量可逐渐递增至每千克体重 200～300 单位，每周 3 次。疗效通常在最初 8 周内发生。但少数病例可在 rHuEPO 治疗 16 周以后才开始出现效果，即所谓延缓性反应。

维生素 B_6 能治疗骨髓增生异常综合征吗

维生素 B_6 仅适宜骨髓增生异常综合征中的 RARS 亚型的病例，极个别的病例贫血可得到改善，每日口服维生素 B_6 剂量为 200～300 毫克。

骨髓增生异常综合征能用全反式维甲酸治疗吗

全反式维甲酸对造血干细胞和促红细胞生成素有作用，使造血细胞增殖加强，同时对肿瘤细胞的生长有抑制作用，能诱导肿瘤细胞及白血病细胞的分化，故对骨髓增生异常综合征的病人能改善贫血，使白细胞有所升高。

泼尼松能治疗骨髓增生异常综合征吗

泼尼松（强的松）治疗骨髓增生异常综合征仅对少数的病人有效，有效者贫血改善，白细胞及血小板的增多。长期使用的不良反应有降低免疫力、继发感染、诱发糖尿病，故剂量不宜过大，时间不宜过长。

雄性激素能治疗骨髓增生异常综合征吗

雄性激素进入体内经过还原酶的作用代谢，最终形成5α二氢睾丸酮刺激肾脏，使红细胞生成素增加，因而增加红细胞数。常用的雄激素药有司坦唑醇（康力龙）、十一酸睾酮（安雄）、达那唑。

骨化三醇（罗盖全）治疗骨髓增生异常综合征有何疗效

骨化三醇（罗盖全）是1,25-$(OH)_2$维生素D_3，作用是延长白血病动物模型的存活期；抑制异常骨髓细胞CFU-GM的生长；抑制急粒细胞的增殖，促其分化。

叶酸、维生素B_{12}治疗骨髓增生异常综合征有何疗效

骨髓增生异常综合征红系有巨幼样变，所以有人尝试

用叶酸和维生素 B_{12} 治疗，但治疗效果不满意，骨髓增生异常综合征的病人用叶酸和维生素 B_{12} 治疗，结果不减少。

三氧化二砷能治疗骨髓增生异常综合征吗

三氧化二砷（As_2O_3）俗称砒霜，很久以来被人们视为剧毒物质以及致恶物质，1999 年正式通过了国家药品监督管理局审批。目前，临床上主要用于治疗早幼粒细胞白血病。近年来国内外研究发现，三氧化二砷的抗肿瘤作用机制十分复杂，不仅对血液系统肿瘤疗效显著，如联合阿糖胞苷、三尖杉、柔红霉素等治疗骨髓增生异常综合取得了好的疗效，而且对多种实体性肿瘤有良好的抑制生长作用和抗恶作用。作用机制：a. 诱导肿瘤细胞凋亡；b. 诱导肿瘤细胞分化；c. 抑制肿瘤细胞增殖；d. 抑制肿瘤新生血管形成；e. 下调端粒酶活性是三氧化二砷抗肿瘤作用另一途径。但长期应用三氧化二砷是否会引起致畸、致突变等仍需观察。

治疗骨髓增生异常综合征有哪些新药

① 阿扎胞苷（5-氮杂胞苷）：为去甲基化药物，经皮下注射。经一定疗程后，对提高生活质量、减轻输血依赖及延长高危病人进展为急性白血病、延长生存期均优于最佳支持治疗。

② 地西他滨（达珂）：是一种氮杂核苷类药物，总体治疗反应率为 30%。地西他滨可提高病人生活质量并降低

输血依赖，也可推迟高危病人向急性白血病进展及死亡的发生，可延长病人的疾病无进展生存期。

老年人患了缺铁性贫血应怎样治疗

老年人缺铁性贫血的治疗以补充铁剂和尽可能去除原发疾病为原则。补充铁剂的目的有二：一是使血红蛋白恢复正常，二是恢复储备铁。目前铁剂种类繁多，在选用铁剂时应掌握以下基本原则。a. 尽量采用口服铁剂：口服铁剂使用方便，疗效较好，不良反应少。b. 二价铁盐比三价铁盐易于吸收，使用铁剂时尽量采用二价铁。目前常用的口服铁剂如硫酸亚铁、富马酸亚铁、琥珀酸亚铁等属于二价铁盐。c. 口服铁盐时禁饮茶：因茶叶中的鞣酸能使铁剂形成不溶性盐类，影响铁吸收；咖啡、蛋类、牛乳、植物纤维也不利于铁吸收。应尽量避免同用。d. 如有溃疡病并用抗酸剂时，需与铁剂错开时间服用，因为胃酸可以促进铁吸收，而铁在碱性溶液中很不稳定，容易形成沉淀，不易吸收。e. 血象恢复正常后，必须坚持继续口服铁剂一段时间（3～6个月），以补充铁储备，避免复发。

老年人患了营养性巨幼细胞性贫血应怎样治疗

老年人营养性巨幼细胞性贫血的治疗方法有去除病因、纠正偏食及不良烹调习惯。

① 补充叶酸：每日口服叶酸10～15毫克或维生素B_{12} 100微克，肌内注射，每日1次。

②饮食治疗：a. 多食含维生素 B_{12} 或叶酸丰富的食物如肉类、肝、鱼、蛋、肾富含维生素 B_{12}；奶类次之。绿色新鲜蔬菜中叶酸含量多，水果、酵母、肝、肾和蘑菇中也较多。要多食新鲜蔬菜和动物蛋白。b. 纠正偏食。改进饮食种类：长期素食的老人易患维生素 B_{12} 缺乏，食用蔬菜量过少者易致叶酸缺乏，都需要纠正。牙齿脱落的老人咀嚼困难，脑卒中（中风）老人吞咽困难，应该调整饮食成分，改进软食或糊状饮食，使老人营养充足。c. 改正不良烹调习惯：叶酸性能不稳定，光照及煮沸即可被分解破坏，腌制及储存过久也可被破坏。

老年人患了感染性贫血应怎样治疗

老年人感染性贫血的治疗在于清除感染，一旦感染控制，贫血可逐渐减轻或消失。铁剂、维生素 B_{12}、叶酸等药物无效，红细胞生成素（EPO）对感染性贫血有效，但使用剂量较大，常需每日 1 万单位，但用后可使血清铁进一步下降，注意补充铁，停用后维持时间较短。败血症和致命的急性感染可发生严重急性贫血，如血红蛋白迅速降至 60 ~ 70 克/升，可考虑输血。

老年人患了肾性贫血应怎样治疗

轻度贫血不需特殊治疗，但应尽可能避免使用加重贫血的药物。根据病情酌补铁剂或叶酸，以预防贫血加重。由于血尿素氮和肌酐增高，应限制蛋白质摄入，改善尿毒症症状，减轻健存肾单位的高灌注情况。目前多主张尿毒症病人进食高质量蛋白质如鸡蛋、牛奶等，每日 20～25 克；选用含蛋白质量尽可能低的食物如麦淀粉、南瓜、藕粉等，作为热卡主要来源的主食；补充钙和维生素。使用睾酮及类似蛋白合成激素，以刺激促红细胞生成素生成改善贫血。血红蛋白低于 50 克/升且有贫血症状者，宜少量输新鲜血或红细胞悬液。治疗要针对肾脏病和尿毒症，随着肾功能恢复，贫血可以纠正。血液透析可使血液化学成分改善，去除对红细胞生成素的抑制物质或其他溶血因素，部分促进骨髓造血功能，使血红蛋白上升。肾移植成功后，血红蛋白多恢复正常。

老年人患了恶性肿瘤引起的贫血应怎样治疗

恶性肿瘤引起的贫血的治疗应首先治疗肿瘤，因其严重性远远超过贫血本身。如经外科手术、化疗、放疗及生物治疗后，肿瘤治疗或疗效达到临床缓解，贫血可显著改善甚至消失。在肿瘤治疗过程中，如贫血严重可采用输血治疗，或用红细胞生成素（EPO），每次 2 000 单位隔日皮下注射一次，4～6 周后可使红细胞和血红蛋白上升，减轻贫血症状。失血者可用铁剂，合并自身免疫性溶血性贫血，肾上腺皮质激素可能暂时有效。

输血就能彻底治愈贫血吗

贫血的原因很多，需要针对病因治疗才能根治。输血是治疗贫血的方法之一，可以补充红细胞从而提高运输氧气的能力，有立竿见影的功效，尤其是对重度贫血的病人。但不是病因治疗，不能一劳永逸。红细胞的寿命120日左右，人体内每日有衰老的红细胞死亡，有新生的红细胞补充，以保持血液的动态平衡。输血后虽然暂时红细胞上升了，但是如果没有新生的红细胞继续补充，血液中的红细胞以每日1/120的速度递减，继续出现贫血。输血的作用是“救急不救贫”。根本的办法是解决自身造血的问题。

贫血病人什么情况才需输血治疗

输血可补充血液，停止出血，同时有刺激造血器官，促进血液生成的作用，可增加机体的抵抗力。输血的适应证有：a. 失血；b. 急性溶血性贫血；c. 慢性病贫血；d. 低血浆蛋白血症，免疫球蛋白缺乏症，或各种急、慢性病（如急、慢性感染，重度营养不良）需要加强免疫能力者；e. 出血性疾病，需要补充凝血因子；f. 休克或烧伤引起血容量不足者。

什么情况下亲属可给病人输血

血型系统有多种，ABO血型是临床安全输血中最重要的血型系统，其次是Rh血型系统。输血前要配血，先查受血者的这两种血型，再去和供血者配相同血型的血。

① ABO血型系统：分A、B、O和AB 4型，这是表现型；从遗传角度又可分遗传基因型。父母和子女的血型可以一样也可以不一样，有一定的规律可循。ABO血型的表现型和遗传基因型见下表：

ABO 血型的表现型和遗传基因型

基因型	表现型	基因型	表现型
AA	A	BO	B
AO	A	AB	AB
BB	B	OO	O

遗传基因型表明从父母处各得到一个基因，例如从父亲处得 A 基因，从母亲处得 B 基因，就是 AB，表现型为 AB 型。A 和 B 基因对于 O 基因来说是显性基因，O 基因是隐性基因。如果双亲为 AO 和 BO（均为杂合子）可以生出 AO、OO、BO、AB 4 种遗传基因型的孩子，其表现型为 A、O、B、AB 4 种，其中有的和亲代之一血型相同，有的和亲代血型不相同，同型之间可以输血。不同型之间不可以输血，不同型输血可引发溶血性输血反应。如果双亲为 AA 和 BB（均为纯合子），虽然表现型和上述双亲相同，但子代的血型有所不同，他们的血型只能是 AB，因为从双亲处只能得到 A 和 B。如果双亲都是 O 型，其子代均为 O 型。如果双亲都是 AB 型，子代是否都是 AB 型呢？不是的，子代的遗传基因型是 AA、BB、AB，表现型为 A、B、AB。

② Rh 血型系统：其重要性仅次于 ABO 血型系统。不同人种 Rh 血型阳性率有差别，白种人约 85%Rh 阳性，其余 15%为 Rh 阴性；中国人约 99.6%Rh 阳性，其余 0.4%为 Rh 阴性。Rh 阳性者遗传基因型也分纯合子和杂合子，遗传规律与 ABO 血型类似；Rh 阳性纯合子与 Rh 阴性结合子代均为 Rh 阳性杂合子，Rh 阳性杂合子与 Rh 阴性结合子代 1/2 为 Rh 阳性杂合子，1/2 为 Rh 阴性。Rh 阴性者输血要用 Rh 阴性血，如果输 Rh 阳性血，受血者体内免疫引发同种抗体，下一次再输 Rh 阳性血便会发生溶血性输血

反应；如果受血者是女性，以后怀了 Rh 阳性胎儿，会发生新生儿溶血症。

输血会并发其他疾病吗

正规血站提供的血液是相对安全的，献血员要经过严格的健康检查才能取得《供血证》。按规定要对献血员进行病史询问、体格检查和血液检验，检验项目包括丙氨酸氨基转移酶（ALT）、乙型肝炎病毒表面抗原（HBsAg）、丙型肝炎病毒抗体（HCV 抗体）、爱滋病病毒抗体（HIV 抗体）和梅毒血清学试验。非法采血是被严格取缔的。用血的时候一定要注意血液的来源。即使这样，输血也会出现一些值得注意的问题：a. 发热反应：主要由致热原引起。表现为发冷、寒战、发热，体温可达 40℃以上，一般持续 1～2 小时症状开始缓解。b. 过敏反应：由于受血者为过敏性体质，对供血者血浆蛋白或致敏物质过敏。表现为皮肤瘙痒、荨麻疹、血管神经性水肿，数小时后消失，重者喉头水肿、支气管痉挛、过敏性休克。c. 未知因素：虽然献血员经过严格检查，但“严格检查”并非包罗万象，可能还有未被检测的致病因素存在。输血有利也有弊，一定要严格掌握输血指征。

需要输血的贫血病人可以只输红细胞吗

需要输血的贫血病人可以只输红细胞。而且 80％的用血只需输注红细胞。现在血站多提供浓集红细胞，浓集红细胞可以尽快纠正贫血。浓集红细胞所含血浆很少，可以减少输血过敏反应。

什么是成分输血

成分输血又称选择性输血，即根据病情需要选择性给病人输注血液中某一成分以达到治疗目的。病人缺什么血液成分，补充什么成分；一份全血可以分成几份不同的血液成分输给不同的病人，做到充分利用血液资源，节约用血；输注浓集红细胞是成分输血中的一种。其他血液成分还有：新鲜冰冻血浆，内含全部凝血因子、白蛋白和免疫球蛋白，适用于补充凝血因子和维持渗透压；浓缩白细胞悬液，内含白细胞、红细胞和少量血小板，适用于粒细胞缺乏症，由于输注粒细胞可引起严重输血不良反应，临床应用日益减少；浓缩血小板悬液，内含血小板、少量白细胞和少量血浆，适用于血小板减少性出血；冷沉淀物含有第Ⅷ因子、vW因子、第Ⅻ因子、纤维蛋白原和纤维结合蛋白，适用于血友病、血管性血友病、弥散性血管内凝血（DIC）和纤维蛋白原缺乏症。

经医生诊断治疗后
病人应
怎样进行康复

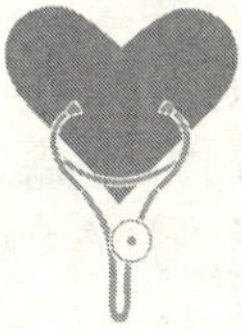

姓名 Name ____________ 性别 Sex ______ 年龄 Age __________

住址 Address ______________________________

电话 Tel ______________________________

住院号 Hospitalization Number ______________________________

X 线号 X-ray Number ______________________________

CT 或 MRI 号 CT or MRI Number ______________________________

药物过敏史 History of Drug Allergy ______________________________

怎样预防缺铁性贫血

缺铁性贫血的发生是可以预防的。首先要加强妇幼保健，预防早产，做好喂养指导，提倡母乳喂养，婴儿尤其是早产儿、孪生儿，在其生长发育过程中，由于造血组织需要，需及时补给富有铁的副食品，如蛋、肝、菠菜、大豆、肉类等。育龄妇女要积极防治月经病，重视置节育环月经过多的问题。孕妇、哺乳期妇女要额外补给适量的铁，平均每日 2 毫克（即每日从食物中吸收的铁应 2 倍于正常人）。农村中钩虫感染是引起缺铁性贫血的主要原因之一，要定期检查，及时驱虫。有慢性出血灶如痔出血、胃溃疡病出血等的人应积极治疗，防治出血。对早产儿、孪生儿、妊娠期妇女、胃切除者及反复献血者可给以预防性铁剂口服。

怎样预防消化性溃疡合并出血

1/5～1/4 的胃和十二指肠消化性溃疡病人会发生上消化道出血，大量出血引起头昏、眼花、无力、心悸、血压下降，甚至休克；小量、持续而缓慢的出血，可表现为逐渐出现的低色素性小细胞性贫血和大便隐血阳性。因此，预防溃疡病出血十分重要。预防溃疡病出血有以下几点：a. 要有乐观的情绪、规律的生活、劳逸结合：避免精神刺激、过度疲劳，焦虑、忧伤、怨恨、紧张等引起该病的发生和病情加重。b. 饮食宜细软、少刺激、有规律：暴饮暴食和不规律进食可能破坏胃分泌的节奏性。咖啡、浓茶、烈酒、辛辣调料等，以及偏食、饮食过快、太烫、太冷等不良饮食习惯，都可能是该病发生的有关因素，要避免和改正。c. 避免服用某些药物：

如吲哚美辛(消炎痛)、阿司匹林、肾上腺皮质激素及某些抗癌药。d. 戒烟:吸烟可刺激胃酸分泌增加,并可引起血管收缩,抑制胰液和胆汁分泌,减弱其在十二指肠内中和胃酸的能力,导致十二指肠持续酸化,容易产生溃疡。e. 及时治疗胃泌素瘤、甲状旁腺功能亢进等伴发消化性溃疡的疾病。f. 患了消化性溃疡,要坚持用药物治疗,如西咪替丁、法莫替丁等;溃疡愈合后,应继续使用维持量,对预防复发有一定意义。

怎样预防痔出血

痔是发生于成年人中的常见疾病,只有当痔增大且有症状才需要治疗。痔可分为内痔和外痔。内痔是指位于黏膜皮肤交界以上的痔上静脉丛,外痔是位于黏膜皮肤交界以下的肛管上皮和肛周皮肤的深面组织中的静脉丛。痔的主要症状为出血和疼痛,便血往往是内痔的首发症状,便血呈鲜红色,不混于大便,反复痔出血可引起缺铁性贫血。严重的疼痛与内痔无关,仅发生于血栓性外痔。多种原因使痔产生症状,最常见的原因是大便时蹲位用力过大,还有慢性便秘、妊娠、肥胖以及低纤维饮食等。预防痔出血有以下几方面:a. 饮食应富含纤维,如蔬菜、水果,且必须多饮水。并向食物中添加粗制的谷壳,以增加食物容积,从而有助于排便。b. 排便时避免过分用力。如大便干结,可服用蜂蜜,或服润肠剂如石蜡油、果导、麻仁丸、龙荟丸等。c. 如有少量痔出血,局部可用栓剂和直肠油膏,起止痛、收敛、止血、消炎作用,如醋酸氯己定(洗必泰)痔疮栓、马应龙麝香痔疮膏等或温水坐浴。d. 当痔出血或脱垂时,可局部注射硬化剂等治疗,严重者可行痔切除术。

贫血妇女月经量过多怎么办

月经量过多是患缺铁性贫血妇女的主要病因之一，月经量过多得不到控制会影响贫血的治疗效果。贫血妇女月经量过多的原因很多。首先要检查有无引起月经量过多的妇科情况，如放置节育环、患有子宫肌瘤、功能性出血等。第二，检查有无引起月经量过多的内科疾病，如血小板减少、肝病等。在月经来潮时，可以服一些止血药，如卡巴克络（安络血）等。如果止血药治疗效果不明显，可以到妇科门诊就诊，进一步治疗。只有在治疗贫血的同时控制住月经过多，缺铁性贫血才能迅速纠正。

怎样预防钩虫病

钩虫病是发生缺铁性贫血的主要原因之一，预防钩虫病是十分必要的。消灭钩虫病必须采取综合防治措施：a. 加强个人的防护：在气温高、湿度大的矿区井下工作的工人，在土壤湿润、肥料充足的蔬菜、棉花、桑、茶等作物地上工作的农民，或水稻育秧与秧苗移栽时，要穿鞋下地、下矿，避免钩蚴从手指间和脚趾间的皮肤侵入。在易感季节，早上露水未干前、久雨初晴或久晴初雨时，尽量安排在不易感染的作物区劳动。局部用药有 25％白矾水、2％碘液、石菖蒲头酊、左旋咪唑涂肤剂。避免生食蔬菜，因可经口感染。b. 治疗钩虫病宜集中在冬季进行，冬季低温，不利于钩虫病流行。治疗后应在 2 个月内进行复查，未治愈者需复治。目前常用的驱虫药有阿苯达唑、甲苯达唑等。c. 粪便管理是防止和消灭钩虫病的关键，目的在于杀灭粪便中的钩虫卵。可采用粪尿混合储存、高温堆肥等，也可用化学灭卵剂如生石灰、氨水、尿素、敌百虫等杀灭。

哪些药物会引起再障

药物引起的再障，部分与剂量有关，部分与剂量无关（一般剂量或小剂量即可引起再障）。

① 服用以下药物后发生再障的可能性与剂量有关：甲氨蝶呤、巯嘌呤、白消安（马利兰）、苯丁酸氮芥、氮芥、环磷酰胺、柔红霉素、阿糖胞苷等。

② 服用以下药物后发生再障的可能性与剂量无关：a. 抗微生物药：氯霉素、有机砷、四环素、异烟肼、链霉素、两性霉素 B、磺胺类药等。b. 止痛或抗风湿药：保泰松、美沙酮（美散痛）、吲哚美辛、秋水仙碱、阿司匹林等。c. 抗甲状腺药：卡比马唑（甲亢平）、甲巯咪唑（他巴唑）等。d. 抗惊厥药：苯妥英钠、三甲双酮等。e. 抗糖尿病药：甲苯磺丁脲、氯磺丙脲等。f. 镇静安定药：氯丙嗪、氯氮䓬（利眠宁）等。g. 抗疟药：阿的平、氯喹等。h. 其他药物：西咪替丁、乙酰唑胺、四氯化碳、金盐、铋等。

哪些化学品可能会引起再障

引起再障的化学品有苯、三硝基甲苯、无机砷、染发剂等。一些杀虫剂也可引起再障，如滴滴涕、氯丹、六氯化苯、有机磷农药等。在可以引起再障的化学物质中，以苯及苯类化合物最为常见。苯类广泛存在于工业用化学物品中（染料、焗油染发、制鞋等），引起再障可能与剂量无关，是一种特异性反应，有的后果相当严重。有报道称，从事鞋业及工艺品业女工再障高发倾向主要是苯中毒所致。长期接触汽油的汽车司机、机修工人等再障病也较为常见。

肝炎病毒感染会导致再障吗

肝炎病毒感染与再障的关系主要表现为肝炎后再障。病毒性肝炎早期常引起一时性血细胞生成异常，包括白细胞、血小板减少或全血细胞减少，一般随肝炎好转而恢复。但少数病人可发生严重再障。肝炎后再障又称再障-肝炎综合征，相隔时间多在半年内，好发于青壮年，男女之比约为 4∶1，临床表现以出血为主，其次为感染，病情严重，病死率高。一般认为甲、乙、丙、丁型肝炎均与再障有关，绝大多数是由丙型肝炎病毒引起的。肝炎后再障的发病机制可能和下列因素有关：a. 肝炎病毒直接抑制骨髓。b. 病毒导致造血干细胞染色体损害，从而影响其功能。c. 肝炎产生自身抗体损伤骨髓干细胞。d. 肝脏不能提高造血所需的营养成分，或在肝炎病程中使用对骨髓有毒的药物。

再障病人会有怎样的预后

再障的预后与骨髓衰竭程度、病人年龄、治疗方法、治疗时间等因素有关。急性再障者应用免疫抑制剂部分有效，进行骨髓移植有治愈希望，但相当部分急性再障病人一年内因感染或颅内出血病故。慢性型再障经过常用方法治疗后，大部分病人虽骨髓增生仍低下，但贫血改善，病情稳定，但并不意味着真正的治愈。不少病例血小板数、骨髓培养集落形成能力及造血器官的应激能力较长时间仍低于正常。只有骨髓移植获得成功并长期存活，随访 10 年以上无复发，才算治愈。

慢性再障病人可以妊娠和生育吗

慢性再障病人是可以妊娠和生育的，没有必要严格避孕。但再障合并妊娠毕竟对母婴有一定危险，产妇发生产后出血和感染机会多，甚至可能出现危及母亲生命的并发症如颅内出血、败血症及心力衰竭。对胎儿因贫血、血红蛋白减少，导致流产、早产、死胎。

妊娠、分娩及产褥期是3大难关，需要产科医生和血液科医生共同管理。根据具体情况分阶段制订治疗计划。妊娠期应根据病人病情及妊娠月份进行支持疗法，积极治疗并发症，并监测胎儿宫内生长情况。

分娩期应提前住院、吸氧，防止发生胎膜早破，防止感染。做好分娩前的准备工作，包括应用止血药预防出血和抗生素预防感染。正确选择分娩方式，根据病情轻重、胎儿大小和宫颈成熟条件决定是否阴道分娩或剖宫产。经阴道分娩的产程中应注意尽量缩短第二产程，避免发生颅内出血或心力衰竭，助产及手术中要严格执行无菌操作，尽量避免软产道损伤、产道血肿。一旦胎儿娩出即应尽快经静脉或宫体给予缩宫素。胎盘剥离的大创面是此种病人发生出血及感染的最重要部位，良好的子宫收缩是缩小胎盘剥离面以减少失血和感染的最简便有效的方法。胎盘娩出后应仔细检查，避免胎盘胎膜残留。

产褥期期间，对有宫腔感染者应果断去除病灶，不可姑息，以免酿成严重不良后果。

再障病人饮食应遵循哪些原则

再障的饮食原则：a. 应以高蛋白、高维生素为主，如鸡、猪肉、牛肉、羊肉、蛋、鱼类、动物肝脏及各种水果、蔬菜等。b. 平时应忌辛辣、油腻食物。

预防再障应采取哪些措施

① 工作防护：工农业生产中严格执行防护措施，防止有害的化学和放射性物质污染环境。对接触影响造血系统毒物或放射性物质的工作者，定期进行体检。

② 合理用药：防止滥用对造血系统有害的药物，加强药品管理。医生如必须应用可能引起再障的药物（特别是氯霉素、保泰松一类药物），必须加强观察血象，及时采取适当措施。

③ 抗病毒感染：大力开展病毒性肝炎和其他病毒性感染的防治工作。

④ 慎用日用化学品：对家庭用多种溶剂、染发剂等毒性要加强宣教工作，以提高认识和警惕。

再障病人在生活中应注意些什么

① 建立长期治疗、战胜疾病的信心。

② 劳逸结合：病重者需卧床休息，可起床者要进行适当的室内外活动，生活有规律。

③ 注意卫生和防止感染：注意个人卫生（皮肤、口腔、肛周等）和环境卫生，避免感冒和各种感染，防止外伤。

④ 严格灭菌：注射、穿刺要严格无菌操作，房间定期灭菌。

⑤ 注意营养：饮食要有足够的蛋白质和维生素。

⑥ 坚持治疗和长期随访，发现问题及时就医。

应怎样预防巨幼细胞性贫血

加强营养知识教育，纠正偏食习惯及不正确的烹调习惯。对婴儿应提倡母乳喂养、及时添加辅食品。孕妇应多食新鲜蔬菜和动物蛋白质，妊娠后期可补充叶酸。在营养性巨幼细胞性贫血高发区应积极宣传改进食谱。患慢性溶血性贫血或长期服用抗癫痫药物者，应给予叶酸预防性治疗，全胃切除者应每月预防性肌注维生素 B_{12} 一次。

珠蛋白生成障碍性贫血（地中海贫血）应怎样预防

珠蛋白生成障碍性贫血（地中海贫血）是指血红蛋白的珠蛋白链合成速率降低，血红蛋白产量减少所引起的一组遗传性溶血性贫血。该病系常染色体的遗传缺陷所致，目前尚无根治方法，重点在于如何预防。在该病高发地区，应做好婚前检查及遗传咨询工作。宣传近亲结婚的危害性，劝阻双方均为该病基因携带者婚配，对高危家系应作产前诊断，早期发现畸形胎儿，中止妊娠。

哪些因素会诱发阵发性睡眠性血红蛋白尿

阵发性睡眠性血红蛋白尿的诱发因素有药物（铁、氯化铵、阿司匹林、氯丙嗪、磺胺药、青霉素）、病毒感染、月经、手术、输血、饮酒、疲劳、情绪波动以及食用某些食物如橘子、韭菜、食醋等，均可诱发血红蛋白尿。

慢性病贫血病人应怎样康复

对原发疾病的治疗效果决定了慢性病贫血的疗效。只有控制了原发疾病，才能最终纠正贫血。输血只能改善症状，效果是暂时的。

骨髓病性贫血病人应怎样康复

对原发疾病的治疗效果决定了骨髓病性贫血的疗效。在相当多的恶性肿瘤病人中，治疗还有困难。因此骨髓病性贫血的预后提示较短的生存期，有时即使原发肿瘤的病灶在体内还较小，也不一定能手术治疗。

急性失血性贫血病人应怎样康复

平时预防应避免外伤的发生，有出凝血方面疾病者应早期积极治疗。急性失血性贫血发生后造血需要一定时间，补充营养、均衡饮食比较重要。可以适当补充高蛋白、富含铁质、维生素 B_{12}、叶酸的饮食。中医常用的补血药如阿胶、大枣等也可以服用。

慢性肝病性贫血病人应怎样康复

主要采取针对慢性肝病康复的措施包括：养成良好的生活习惯，不抽烟、不饮酒，慎用药物，不吃霉变的食物；早睡早起，保证有足够的睡眠时间；生活规律并且要有节制，避免身心过度劳累；保持良好心情。在饮食上做到高维生素，高蛋白，足够的热量和低脂肪、低盐，少刺激性食物。中国传统饮食是高热量、低蛋白，要改变这种不良的饮食习惯，注重蛋白的摄入。高蛋白食物有鱼、虾、蟹、奶类、瘦肉、蛋类及豆类，一般人体每千克体重每日需要 1～2 克蛋白质。脂肪高的食物会加重肝脏的负担，也容易诱发高血脂、肥胖、脂肪肝等，不利于健康。饮食要规律，少食多餐，避免暴饮暴食。

慢性肾病性贫血病人应怎样康复

防治慢性肾病性贫血的关键在于控制肾脏疾病本身。对于原发肾脏疾病，如慢性肾盂肾炎、糖尿病、系统性红斑狼疮等等应予以积极治疗。慢性肾病性贫血病人大多有肾功能不全，肾功能衰竭是一个由轻到重的慢性发展过程，许多因素可诱发或加重肾功能衰竭。最常见的是感染，其次是高血压、心功能不全、妊娠、脱水、失血、高蛋白饮食、使用对肾脏有毒性的药物等，在治疗与护理中应注意避免。病人应注意休息，避免劳累和受凉，预防皮肤及口腔感染，情绪要稳定，饮食热量要充足，其蛋白质含量要低，但质量要高（动物蛋白质量高），避免以植物蛋白（如豆制品）为主的饮食。水肿时要限制盐的摄入，严重者要限制水的摄入量。

内分泌疾病所致贫血病人应怎样康复

主要是对内分泌疾病采取康复措施，对不同的内分泌疾病应进行有针对性的康复和护理。休息与卧床应根据病情的不同程度而定，轻者休息或卧床休息，危重或做特殊检查者绝对卧床休息；根据不同疾病给予不同的饮食；危象病人应绝对卧床休息，设专人护理，保持环境安静，避免声、光等不良刺激。甲亢病人尽可能自我调节紧张情绪，避免情绪波动，适当卧床休息，饮食上要选择高蛋白、高热量、高维生素、易消化食物，多饮水，但禁用浓茶、咖啡等兴奋性饮料。甲减病人应选择高热量、高蛋白、易消化的低盐低脂饮食，不断更换食物品种，以促进食欲，预防便秘，减少由于体温过低引起的不适等。

胃肠道疾病所致贫血病人应怎样康复

① 病人应选择易消化、富于营养和高热量、高蛋白、多维生素、含丰富无机盐的饮食，以助恢复造血功能，特别注意忌食辛辣、生冷不易消化的食物。

② 缺铁性贫血可多吃动物的内脏，如心、肝、肾以及牛肉、鸡蛋黄、大豆、菠菜、红枣、黑木耳等。

③ 巨幼红细胞性贫血在疗程后期可能出现相对缺铁现象，可及时补充铁剂。

④ 避免使用对胃肠道有刺激性的药物。

妊娠期贫血病人应怎样康复

① 加强孕期保健，定期产科检查，纳入高危孕妇管理。

② 加强饮食中铁剂、叶酸和维生素 B_{12}的补充，多进食含铁质丰富的食物，如瘦肉、动物肝脏、蛋类及绿叶蔬菜等。食物品种多样化，纠正偏食习惯。

③ 补充铁剂应饭后服用，服药期间禁喝浓茶、咖啡、牛奶。用药期间每日饮水量2 000 毫升左右。注意胃肠道反应。

④ 应密切随访，每月检查血红蛋白、红细胞。血红蛋白小于60 克/升应卧床休息；血红蛋白大于80 克/升可适当户外活动，但应避免活动后出现缺氧。

⑤ 预防感染，注意口腔以及个人卫生。

⑥ 加强胎儿监护。

骨髓增生异常综合征应怎样预防

尽可能避免或少接触放射线和有害物品，如油漆、苯，放疗、化疗一定遵医嘱，不可私自使用化疗药物。

骨髓增生异常综合征病人应怎样预防感染

骨髓增生异常综合征的病人感染多由于中性粒细胞减少和功能异常所致，必要的治疗会使白细胞数增高和杀死异常细胞是预防感染的根本手段。其次病人尽可能少去公共场所，有条件者卧室经常或每日用紫外线消毒，做好个人的口腔、饮食、皮肤、肛门的卫生。

患了骨髓增生异常综合征怎么办

病人应去血液专科定期随访治疗，定期检验血常规。其次在思想上认识此病是慢性病，准备与此病长期作斗争。只有通过自身配合，医生的努力，可使疾病好转，改善生存质量，延长生命。

怎样预防老年人缺铁性贫血

老年人易患缺铁性贫血，要特别注意预防。对于牙齿脱落、咀嚼困难、进食固体食物少的老年人，可进食铁含量较多的糊状食物，如海带、发菜、紫菜、木耳、香菇、动物肝、豆类、肉类、谷类等，易于消化吸收。对食物搭配不良者，应给以指导。对有慢性肠道失血的老年人，如患溃疡病、消化道肿瘤、痔、憩室病、食管裂孔疝等，应积极治疗疾病，防止出血。对曾施行胃大部分切除的老年人，由于食物迅速通过胃空肠，影响了铁的吸收，要及时补铁。近年，阿司匹林作为抗凝药在老年人中普遍应用，有人发现长期服用可诱发慢性失血性胃炎，需要注意。农村中钩虫感染是引起缺铁性贫血的主要原因之一，住在钩虫流行区域的老年人，要定期检查，及时驱虫；大力开展卫生防疫，防止病人重复感染。

怎样预防老年人肾性贫血

老年人常因肾动脉硬化出现尿素氮和肌酐升高，这时要限制进食含蛋白质丰富的食物，如蛋、奶、瘦肉、鱼类和豆类，定期检查肾功能。如肾功能恶化，要注意有无贫血的发生。

如何护理贫血患儿

贫血患儿由于红细胞减少，输送氧气的能力减低，容易疲劳，要适当休息。严重贫血会影响心脏功能，更要卧床休息，不然会引起心力衰竭，会有生命危险。饮食要清淡，容易消化，不能吃得过饱，以少量多餐为宜。室内要通风良好，空气新鲜。注意卫生，勤洗手，勤洗澡，避免感染。

正确喂养小儿对预防贫血有何重要意义

小儿贫血大部分是营养性贫血，正确喂养、及时添加辅助食物不仅可保证孩子正常的生长发育，也有足够的造血物质供造血所需。

辅助食物中的蛋、肉、鱼、肝、新鲜蔬菜、水果中含有造血所需的蛋白质、铁、维生素 C、维生素 B_{12}和叶酸。

小儿喂养过程中，应何时添加何种食物以满足造血所需

婴儿早期的食物以乳类为主，一般在4个月之内，母乳含有婴儿所需的营养物质。一般在4个月以内只需要添加菜汤、果汁和鱼肝油，以补充维生素C、维生素D和叶酸；4个月以后随着月龄的增加，婴儿对营养的需求增加，必须添加其他辅食。4个月起应添加蛋黄、5个月可吃蒸蛋、动物血、菜泥、果泥以补充蛋白质、铁和维生素；7～8个月添加肝泥、鱼肉、肉末、碎菜。

添加辅食的原则是：由少到多，由稀到稠，由细到粗，由一种到多种。小儿断奶时间一般以8～12个月为宜，延迟到一岁半也未尝不可。

营养性缺铁性贫血小儿可通过含铁食物治疗吗

营养性缺铁性贫血的小儿往往不喜欢吃药，或者铁剂对胃有刺激，引起胃部不适、恶心、呕吐。轻度贫血，可以通过含铁食物治疗。动物血（鸡、鸭、猪血）富含血红蛋白，其中的铁不仅丰富而且容易吸收，做成汤味美可口，很受孩子的欢迎，是很好的补血食品。红瘦肉、肝类、豆制品和黑木耳等也是富含铁的食品。

哪些食物富含维生素 B_{12} 和叶酸

在营养性巨幼红细胞性贫血的防治中，一个重要的环

节是重视喂养方法，给小儿多进食富含维生素 B_{12} 和叶酸的辅食。绿叶蔬菜、水果、果仁、酵母、谷类和动物内脏（肝、肾）等均富含叶酸，富含维生素 B_{12} 的食物多是“荤菜”类（即动物性食物），有肉类、肝、肾、海产品、禽、蛋等。同时增加富含维生素 C 的食物，可以促进维生素 B_{12} 和叶酸的吸收利用。乳类如人乳和牛乳中的维生素 B_{12} 和叶酸的含量少，尤其是羊乳更缺少叶酸，乳类喂养的小儿，必须强调及时添加上述辅食的重要性。否则有发生营养性巨幼红细胞贫血的可能。

用饮食补充维生素 B_{12} 和叶酸效果比较缓慢，一般只满足生理需要。如果已经发生营养性巨幼红细胞性贫血，需要用维生素 B_{12} 和叶酸制剂，以使症状迅速改善。

孩子挑食怎么办

孩子挑食往往要从家长身上找原因。家长要以身作则，自己首先不挑食，要赞美每一道菜肴。有一位奶奶不吃带气味的菜，包括葱、蒜、韭菜等，归之为“臭菜”，影响小孙子从小就不吃这类菜。有的孩子说不吃羊肉，烧好的羊肉，告诉他是小牛肉，吃起来就很香。表明往往挑食是出于“成见”。如果孩子不吃某种食品，可以将少量这种食品切碎和他喜欢的食品混合制作，让他潜移默化地适应这种食品。稍有进步，加以鼓励。

孩子不好好吃饭怎么办

对不好好吃饭的孩子，要尽量限制孩子吃零食，尤其是甜食和饮料，零食吃多了，吃饭的时候就没有了食欲。孩子要适当运动，能量消耗多了，就有食欲。不能用惩罚的办法，用鼓励的办法纠正孩子不好好吃饭。有的家长看着孩子不好好吃饭，心里着急，失去了耐心，于是威胁、打、骂一起上，更有甚者，将孩子的嘴撬开，将食物往里灌。这样做的后果，使孩子形成了逆反心理，把吃饭当成了负担。另外，家长不要以“胖孩子”为目标；“胖”并不等于健康。

挂号费丛书·升级版

总 书 目

37. 专家诊治眩晕症（神经科）

38. 专家诊治肾脏疾病（肾内科）

39. 专家诊治肾衰竭尿毒症（肾内科）

40. 专家诊治贫血（血液科）

41. 专家诊治类风湿关节炎（风湿科）

42. 专家诊治乙型肝炎（传染科）

43. 专家诊治下肢血管病（外科）

44. 专家诊治痔疮（外科）

45. 专家诊治尿石症（泌尿外科）

46. 专家诊治前列腺疾病（泌尿外科）

47. 专家诊治乳腺疾病（乳腺外科）

48. 专家诊治骨质疏松症（骨科）

49. 专家诊治颈肩腰腿痛（骨科）

50. 专家诊治颈椎病（骨科）

51. 专家诊治腰椎间盘突出症（骨科）

52. 专家诊治肩周炎（骨科）

53. 专家诊治子宫肌瘤（妇科）

54. 专家诊治子宫疾病（妇科）

55. 专家诊治妇科肿瘤（妇科）

56. 专家诊治女性生殖道炎症（妇科）

57. 专家诊治月经失调（妇科）

58. 专家诊治男科疾病（男科）

59. 专家诊治中耳炎（耳鼻喉科）

60. 专家诊治耳鸣耳聋（耳鼻喉科）

61. 专家诊治白内障（眼科）

62. 专家诊治青光眼（眼科）

63. 专家诊治口腔疾病（口腔科）

64. 专家诊治皮肤病（皮肤科）

65. 专家诊治皮肤癣与牛皮癣（皮肤科）

66. 专家诊治“青春痘”（皮肤科）

67. 专家诊治性病（皮肤科）

68. 专家诊治抑郁症（心理科）

69. 专家解读化验报告（检验科）

70. 专家指导合理用药（药剂科）